동의보감 요가수업

동의보감 요가수업

감정을 조절하는 몸의 움직임

초 판 1쇄 2024년 11월 27일

지은이 정은희
펴낸이 류종렬

펴낸곳 미다스북스
본부장 임종익
편집장 이다경, 김가영
디자인 윤가희, 임인영
책임진행 김요섭, 이예나, 안채원, 김은진, 장민주

등록 2001년 3월 21일 제2001-000040호
주소 서울시 마포구 양화로 133 서교타워 711호
전화 02) 322-7802~3
팩스 02) 6007-1845
블로그 http://blog.naver.com/midasbooks
전자주소 midasbooks@hanmail.net
페이스북 https://www.facebook.com/midasbooks425
인스타그램 https://www.instagram.com/midasbooks

ⓒ 정은희, 미다스북스 2024, *Printed in Korea.*

ISBN 979-11-6910-942-0 03510

값 20,000원

미다스북스는 다음세대에게 필요한 지혜와 교양을 생각합니다.

감정을 조절하는 몸의 움직임

동의보감 요가수업

정은희 지음

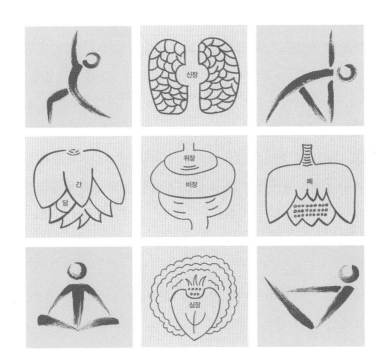

미다스북스

맑은 눈에 사로잡혀 만난 요가

프롤로그

대학을 막 졸업하고 몇 명의 선배와 친구들이 모였다. 대학 때 꿈꾸었던 좀 더 좋은 세상을 만들어보자는 마음으로 공부모임을 시작했다. 공부도 공부이지만, 아마도 뜻 맞는 사람들끼리 헤어지지 말고 재미있게 지내고 싶은 마음이 숨겨져 있었던 듯하다. 하여튼 그 선배들 중 한 선배가 있었는데, 그 선배의 눈빛은 만날 때마다 몽롱하면서 흐리멍텅했다. 그래서 우리는 그 선배를 동태눈깔이라고 불렀다. 사실 그 형은 잘 먹지도 못하고 몸이 좋지 않아서 눈빛이 그랬는데, 우리들은 그것도 모르고 선배 눈만 보면 우리들도 눈알이 썩어간다며 놀려대곤 했다.

어느 날 그 선배가 몸이 너무 안 좋아 해인사에 가서 요양을 좀 하고 오겠다고 말했다. 그 선배는 한두 달 정도 모임에 참석하지 않았다. 그리고 몸을 좀 추스른 선배는 우리 모임에 돌아왔다. 헌데 선배의 그 동태눈깔이 맑아져 있었다. 우리들은 깜짝 놀라며 도대체 해인사에서 무슨 일이 있었던 것인지를 추궁했다. 선배는 요양을 하러 간 해인사에서 요가를 배우고 연습했다고 말했다. 오~ 한두 달의 요가수련으로 동태눈깔이 이렇게 맑고 고요한 눈빛으로 바뀌다니, 우리들은 모두 그 '요가'에 감동했다. 요가와의 첫 번째 만남이었다.

그리고 곧바로 선배에게 새벽에 모여서 요가를 하자고 말하고 모여서 요가를 배우기 시작했다. 이렇게 나에게 요가가 시작되었다. 그때 나이가 아마 25세 즈음이었던 것 같다. 한 6개월 정도 모여서 요가를 했다. 그리고 다들 취업을 하면서 우리의 모임은 자연스럽게 사라졌다.

요가와의 두 번째 만남은 결혼 후 첫아이를 출산하고 나서이다. 대학 때 엄청 무거운 책상을 옮기다가 허리가 삐끗했었다. 그 삐끗한 허리는 고질병이 되어 피곤하거나 마음이 안 좋을 때마다 많이 아팠다. 배 속에 아기가 무거워지면서 고질병 허리는 점점 더 많이 아파왔다. 출산 후에는 누워 있기도 힘들고 엎드리기도 힘들고 참 이러지도 저러지도 못하는 시간들이 이어졌다. 참다못한 나는 아이가 백 일쯤 되었을 때 남편에게 아기를 맡기고 새벽마다 근처 요가수련원에 다녔다. 역시나 한두 달 요가를 하니 허리는 훨씬 나아졌다. '오~ 요가!'라는 감탄을 또 들었다. 그때 마침 요가원 원장님이 매일 오는 나에게 요가강사과정을 권유하셨다. 어차피 허리가 아파 몇 년간은 항상 요가수련원을 가야 한다고 생각했기에 요가강사과정을 선뜻 시작하게 되었다. 나의 요가강사과정은 둘째 아이를 출산할 때까지 이어져 2년의 과정을 장장 5년여에 걸쳐서 마치게 되었다. 그렇게 요가강사가 되었다.

요가와의 깊은 세 번째 만남은 감이당에서 인문학 공부를 시작하면서부터였다. 아이들을 기르면서 좀 더 좋은 세상을 만드는 일은 점점 내 안에서 사라져갔다. 그 대신 아이들만큼은 나와 다른 아이들로 기르고 싶었다. 공교육과 '성장해야만 사람'이라는 엄마의 말속에서 나는 자라났다. 성장해야 한다, 오늘보다 더 나은 내일의 내가 되어야 한다는 말은 마치 종교처럼 내 세포 안까지 파고들었다. 하지만 나는 항상 내 안의 한계들을 만났고 그 한계들을 의지로 극복해야 사람이라는 마음들과의 싸움 속에서 살아가고 있었다. 나의 의지는 한없이 박약하여 매번 한계를 넘어서지 못했다. 그리고 나는 그런 나 자신을 나무라는 사람이 되어 있었다.

대안학교는 내가 자라난 성장이 가장 중요하고 의지의 한국인이 되어야 한다는 이념과는 다른 교육을 하는 곳이었다. 자신이 어떤 사람인지 알아가는 교육내용이었다. 반가웠다. 아이들이 자신을 스스로 탐색해서 자신을 알아가는 어른으로 자랄 수 있겠다는 마음이 들었다. 그래서 덥석 대안학교의 학부모가 되었다. 대안학교의 학부모들은 모여서 공동체를 이루어야 하는 것이 대안학교의 학부모들의 의무이자 권리였다. 헌데 그 '공동체', 그것이 정말 힘든 것이었다. 나는 대안학교공동체에서 학교 운영을 하는 일들을 많이 도맡았다. 그 일을 하면서 사람들의 많은 요구와 자신의 아이들을 잘 기르고 싶은 수많은 욕망으로 생겨나는 일들 속에서 지쳐갔다. 그리고 자신들의 요구를 마치 공적인 것 _{나의 기준에서 볼 때} 인 양 치장하여 말하는 사람들이 미워졌고, 그들과 회의에서 싸우곤 했다.

회의에서 치열하게 토론하고 말로 싸운 다음 날에도 나는 요가강사로서 회원들과 요가를 해야 했다. 마음에는 미움과 분노가 폭풍 치고 있었다. 요가를 가르치며 나도 요가를 해야 하는 시간 동안에 그 미움과 분노에 계속 머물 수는 없었다. 요가를 시작할 때는 마음 속이 고요하지 않아 여전히 흔들리고 있는 나를 진정시켜야 했다. 요가를 시작한 지 15분 정도 지났을 때, 문득 내 마음속에 즐거움이 생겨났다. 더불어 회원들과 몸을 일정한 요가의 규칙으로 움직이는 것에 대한 느낌, 그리고 요가자세를 유지하기 위해 내부적으로 힘을 사용할 때의 고통도 함께 느껴졌다. 요가로 인해 느꼈던 고통이 사라지면서 그 자리에 즐거움이 은은하게 생겨났다. 내 마음에 불어대던 미움과 분노의 폭풍은 몸이 만드는 느낌과 고통으로 인해 사라져 있었다. 몸이 만들어내는 지금 이 순간의 느낌과 통증과 호흡의 고요함이 내 마음 안의 미움과 분노의 폭풍을 잦아들게 했다.

그렇게 요가를 마치고 다시 회의를 하러 가서 어제 치열하게 싸운 그분들을 다시 만났을 때 나는 나도 모르게 웃으면서 그들에게 인사를 나누었다. 그리고 또다시 이어지는 치열한 토론~!

감이당에서 인문학 공부를 시작하고 나서야, 이런 나의 현상에 대해서 조금씩 정리를 해나갈 수 있었다. 요가가 내게 해주었던 역할이 무엇인지 말이다. 그때의 나는 '어~ 내가 왜 인사를 하지, 나 참 속도 없다~.' 이런 생각이 들었었다. 요가수련이 나에게 이런 일상의 변화를 가져왔다는 생각까지는 전혀 해보지 못했다. 감이당에서 동의보감과 요가를 붙여서 공부하는 과정을 내 나름의 프로젝트로 삼았었다. 당시에는 몰랐으나 지나간 시간을 글로 쓰면서 비로소 요가에서 많은 도움을 받았다는 사실을 깨달았다.

요가를 가르치고 스스로 요가를 수련하면서도 그 요가의 효과가 무엇인지 명확하게 정리하지 못했기에 사람들에게도 요가를 하면 어떤 점이 좋은지 말해주지 못했다. 또한 동의보감을 통해서 오장 간·심·비·폐·신 과 마음의 관계를 차츰 알아가게 되었다. 요가를 통해서 몸을 움직일 때 그 움직임이 바로 오장을 움직이게 하는 메커니즘임을 알게 되었다. 요가의 움직임은 오장의 에너지를 회복시켜 주었다. 오장에는 내 마음에 몰아치던 미움과 분노를 관장하는 장기가 있다. 바로 간과 담이 나의 분노를 조절하는 중심 장기다. 요가의 자세들을 수련하면 당연히 간의 경맥이 흐르는 부분을 움직일 수밖에 없다. 이 동작들은 간의 정(精)을 회복시켜 주었고, 간의 정이 회복되니 간이 관장하는 감정인 분노도 조절할 수 있는 몸이 되었다. 나와 문제가 일어난 상대방을 미워하면서 내가 얼마나 더 옳은가를 마음속으로 아무리 따져봐도 문제는 해결되지 않았다. 오히려 잠시 내게 생겨난 감정과 헤어지는 시간이 필요했다. 요가는 내게 그 헤어질 시간을 주었다. 거기에 분노의 감정을 관장하는 몸의 부분을 움직임으로써 에너지가 북돋아졌다. 그러니 나는 나도 모르게 자연스럽게 나의 감정을 조절하게 되었다.

이 연관관계를 감이당에서 인문학과 동의보감을 공부하고 나서야 나 자신에게부터 설명할 수 있었다. 요가와의 세 번째, 아주 깊은 만남을 그제야 하게 되었다. 공부가 나를 일상에서 구원해줄 것이라는 감이당의 말들은 진심 사실이었다.

이 책에는 특히나 오장이 관장하는 마음에 대한 부분이 중심적으로 실려 있다. 지난날 공동체 생활을 하면서 내가 겪은 그 치열한 감정들과 그 감정들 속에서의 헤매었던 시간들 때문이다. 내게 생겨나는 그 감정들을 조절할 방법들을 골똘히 찾아 헤매었다. 그리고 감정을 조절하면서 나 자신을 돌볼 수 있는 방법을 동의보감 속에서 찾았다. 나를 사로잡는 이 감정들을 어떻게 다스려야 하는지가 요가와의 세 번째 깊은 만남의 중요 주제였다. 동의보감은 요가를 통해서 어떻게 감정을 다스릴 수 있는지의 길을 알려주었다. 몸에는 감정을 조절하고 감정을 변화시키는 길이 있다. 몸이 감정을 조절하는 중심이다. 이 책의 주제이다.

마지막으로 동의보감 공부의 길을 열어주신 감이당 선생님들과 이 책을 쓸 수 있도록 기회를 주신 인문학당 상우 우응순 선생님께 깊은 감사를 드린다. 더불어 지난 3년여간 동의보감세미나를 함께해주신 상우동의보감세미나 회원 분들께도 깊은 감사를 드린다. 또 지난 15여 년간 나와 더불어 요가 수련을 함께 해주신 서울의료복지사회적협동조합 요가팀 회원분들께도 깊은 감사를 드린다. 이 책을 통해서 감정으로 힘든 시간을 보내시는 분들이 조금이라도 실마리를 잡기를 바라는 마음 간절하다.

2장 동의보감 요가의 기초: 정(精)·기(氣)·신(神)의 순환에 집중하라

3장 동의보감 요가의 기본: 생생한 몸을 만들고 분노를 다스려라

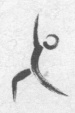

1장

동의보감의 첫 질문

자연의 법칙으로 살아라

신형장부도가 보내온 질문,
고귀한 사람은 누구인가

꧁

『동의보감』의 맨 첫 장을 펼치면, 〈신형장부도〉가 나온다. 눈이 부리부리한 사람의 몸속에 오장육부를 그려놓은 그림이다. 이어 〈신형장부도〉 다음으로 자연과 인간 사이의 관계에 대한 서술들이 이어진다. 처음 이 문장들을 만났을 때는 참 낯설었다. 낯설었던 만큼 동의보감의 문장들을 이해하기가 매우 어려웠다. 어쩔 수 없이 낯선 문장들은 일단 남겨두고 이어지는 글들을 읽어 갔다. 알아듣는 부분은 알아듣고 모르는 부분은 넘기면서 대충 훑듯이 『동의보감』을 얼추 다 읽었다.

그다음 두 번째 『동의보감』을 읽을 때는 모르는 개념들을 일일이 찾아보면서 읽었다. 조금 아주 조금씩 모르겠다는 생각이 줄어 들어갔다. 그렇게 다시 3번째 〈신형장부도〉를 마주했다. 3번째에 〈신형장부도〉를 만났을 때, 이 낯선 그림이 문득 내게 질문을 던졌다. "사람이란 자연을 만든 재료들로 만들어지고, 자연의 운용 방식과 법칙을 따라 인간 생명을 유지하는 존재인데, 너 그거 아니?"라고 말이다.

'신형장부도'의 내용을 요약해보면 이렇다. 하늘과 땅 사이에 인간이 태어나 살고 있는데 이 사람이라는 존재는 하늘의 둥그런 모습을 머리로 가졌고, 땅의 네모난 모습을 발로 본받았다. 하늘의 태양빛은 매 순간 변화하여 지상에 봄·여름·가을·겨울이 생기도록 했다. 이 변화를 따라 사람도 몸을 움직이기 위해 두 팔과 두 다리가 생겨났다. 봄·여름·가을·겨울은 계절마다 다음 계절로 바뀔 때 환절기가 생겨난다. 이 환절기까지 다 합쳐서 오행이라고 부른다. 바로 목(木)·화(火)·금(金)·수(水)·토(土)이다. 이러한 오행이 있듯이 사람에게는 오장 _{간·심·비·폐·신} 이 있다.

하늘에 계절과 기후가 바뀔 때마다 지상에는 불어오는 바람부터 달라지는데 그 바람들이 팔풍이다. 사람은 기후가 바뀌면 몸과 일상을 바꾸어야 하는데 그 움직임들을 만들 여덟 개의 관절이 있다. 하늘의 기운이 바뀌는 것은 지구가 자전하면서 공전하기 때문이다. 그때마다 지구의 위치가 바뀌는 것에 따라 밤하늘의 북두칠성의 위치가 변한다. 그러니 이것을 관찰하면 땅에 펼쳐지는 기후변화를 예측할 수 있다. 이 변화에 응하는 것이 사람 몸의 아홉 개의 구멍 _{감각기관} 이다.

하루 동안 하늘의 태양의 위치 변화에 따라 지구에 내리쬐는 태양에너지양이 달라진다. 그것을 12개로 나누어 12시라고 부른다. 이 변화에 응하는 사람의 몸에 12경맥¹⁾이 생겨난다. 1년 동안 지구에 내리쬐는 태양에너지양의 변화를 24개로 나누고 이름을 붙인 것을 24절기라 한다. 사람의 몸에는 이것에 응하는 24개의 혈자리 _{12경맥의 수혈} 가 있다. 1년은 365일이고 이것으로 사람에게도 365개의 뼈마디가 생겨난다.

하늘에 태양과 달이 있는 것처럼 사람에게도 그 빛을 받아서 세상을 보는 눈이 있다. 지구에 낮과 밤이 있기에 사람은 활동하는 시간과 잠자는 시간이 있다. 하늘에 기후변화로 우레와 번개가 생긴다. 이 변화에 응하는 사람에게는 우레와 번개처럼 기쁨과 분노 등의 감정이 생긴다. 이 많은 이 야기들을 〈신형장부도〉 안에 담아놓았다. 그리고 〈신형장부도〉를 만나는 사람들에게 이 이야기들 속에 숨겨진 진짜 의미를 찾아보라고 질문을 던 지고 있다. 그 수수께끼를 풀어보라고 말이다.

자연과 인간이 직접적으로 연결되었음을 말하는 이 이야기는 "모두 사대(四大)[2]와 오상(五常)[3]을 하늘로부터 받아 잠시 합하여 형체를 이 룬 것"[4]이라는 말로 끝이 난다. 여기서 사대(四大)는 지(地)·수(水)·화 (火)·풍(風)을 말한다. 오상(五常)은 사람들이 모여 살게 된 사회를 이루 면서 생겨난다. 사회 속에서 사람들이 관계를 맺고 원활하게 소통하기 위 해서는 규칙과 이념이 필요하다. 그것을 오행 목·화·토·금·수 의 관점에서 규정한 것이 오상이다. 바로 '인(仁)·의(義)·예(禮)·지(智)·신(信)'이 다. 이와 같은 오상이 있어야 사람이 사람답게 관계를 맺으면서 사회생활 을 할 수 있다고 동양에서는 생각해 왔다.

자연을 구성하는 요소들인 지·수·화·풍은 각기 다르게 결합하여 생 명을 구성하는 분자들처럼 작용한다. 이 결합의 결과로 지구 위에 모든 생 명은 구체적인 자신들만의 형태를 갖는다. 이 생명들은 지구 위의 기후변 화인 봄·여름·가을·겨울 그리고 환절기로 만들어지는 오행의 시간들 을 살아간다. 더불어 사람은 사회를 이루어 살기 때문에 오행의 에너지가 오상으로 펼쳐지는 속에서 살아간다.

생명이 구성되었다는 것은 지·수·화·풍과 오상을 하늘과 지구에서 잠시 빌려 개인의 삶으로 살아간다는 뜻이다. 구성된 생명들은 일정 시간 이 지나면 지·수·화·풍은 흩어져 다시 자연 속으로 병합되어 사라진 다. 오행과 오상의 에너지로부터의 구속도 끝이 난다. 이처럼 생명이란 자연에서 그 에너지들을 빌려 자연의 시간 흐름 속에 잠시 형체를 이룬다. 이어 생명의 시간이 다하면 그 형체가 흩어져 자연 속으로 포함되어 사라지는 존재라는 것을 〈신형장부도〉 단 한 장에 담아놓았다.

『동의보감』은 사람을 탐구한 텍스트이다. 사람이 어떤 존재인지 알기 위해서는 먼저 사람이 어떻게 구성되어 생명을 얻는지 알아야 한다. 여기에 사람을 둘러싼 세계와 환경과의 상호작용으로 사람이 지속적으로 변화되고 있음을 탐구하여야 한다. 사람은 자신을 둘러싼 환경과의 매 순간 상호작용으로 그 생명력을 유지한다. 숨을 쉬고, 밥을 먹고, 일상생활을 하는 모든 것이 자연과의 상호작용이다.

사람은 모두가 알다시피 독립적으로 존재할 수 없다. 지구에 속해서 지구 변화에 구속된 존재가 바로 사람이다. 〈신형장부도〉의 내용은 사람의 생명유지법칙이 자연의 변화법칙을 그대로 따르고 있음을 16세기 방식으로 써놓은 것이다. 21세기를 사는 우리들의 언어사용법과는 좀 거리가 있다. 그래서 또 낯설다. 요즈음 말로 바꾸면 '사람은 기울어진 자전축을 중심으로 지구가 자전과 공전함으로써 생겨난 기후변화에 대응하여 오늘날까지 생명유지의 방법들을 축적하며 진화해온 존재'이다.

18~19세기를 지나면서 사람들은 엄청난 과학기술 발전을 이루었다. 이 기술의 발전에 기반하여 사람을 세포 단위로 쪼개어서 생명의 실체를 설명할 수 있게 되었다. 또한 40억 년 전 지구의 기후변화를 컴퓨터로 시뮬레이션하며 지구 위에 생명들이 어떤 진화의 과정을 거쳐왔는지도 세세히 서술할 수 있게 되었다. 세포 탄생에 대해서는 아직까지 여러 학설이 있다.

이러한 폭발적 기술개발과 발전은 사람들에게 어떤 어려움도 극복하는 것이 바로 사람이라는 마음을 갖게 했다. 또한 어떤 자연현상도 설명할 수 있다는 확신을 갖게 만들었다. 인간이 자연의 법칙에 구속된 존재라는 생각에서 사람의 힘으로 지구를 언제든지 개발하고 이용가능하다는 생각으로 바뀌게 되었다. 무궁한 잠재력을 바탕으로 불굴의 의지를 실현하는 인간상이 탄생했다.

하지만 지구가 지나온 오랜 시간들을 과학적 사고에 기반하여 돌이켜보면, 지구의 기후변화 앞에 언제나 사람들은 무기력했다. 사람은 천재지변의 기후변화를 막은 적은 거의 없다. 엄청난 기후변화 앞에 사람은 결국 순응할 수밖에 없다. 기후변화 후의 사태를 수습하는 것이 인간의 일이다. 사람들은 여전히 자전과 공전하는 지구에 속하여 또는 구속되어 태양빛이 변하는 것에 따라 자신들의 삶의 양태를 바꾸어야만 그 삶을 유지할 수 있는 존재이다.

물론 추위를 극복하고 더위를 얼마든지 피할 수 있는 기술을 발전시켜 온 것도 사실이다. 하지만 추위와 더위를 극복하기 위해서는 에너지가 필요하다. 이 에너지의 원천은 자연이 품고 있는 석탄 화력에너지 이며, 원자핵 폭발을 이용한 원자력이며, 태양광 태양광에너지 과 바람 풍력에너지 과 물 수력에너지 이다. 자연이라는 원재료가 있어야 모두 가능한 일이다. 참으로 아이러니하게도 인간은 자연에 의지해서 자연을 극복 중이다. 자연이 품은 것들을 다 파내 쓰고 그로 인해 지구대기의 구성원소가 단 한 가지라도 살짝 바뀌게 되면 사람은 그동안 자연 극복의 유일자라는 지위를 잃는다. 자연의 아주 작은 미세한 변화가 생긴다면 자연에 의지한 사람은 자연극복의 삶을 유지할 수 없다.

〈신형장부도〉는 자연과 사람이 그 변화의 법칙성 안에서 직접적으로 연결되었음을 서술한 글이다. 사람도 자연이 변하는 법칙대로 구성되어 살아갈 뿐이라는 자명한 사실에 관한 이야기이다. 오늘날의 사람들은 자연을 변화의 법칙을 만드는 원천으로 생각하지 않는다. 이용가능한 대상으로 여긴다. 현대의 사람들에게 자연은 이용해서 사람의 이익을 창출하는 대상이고 도구일 뿐이다. 때문에 이용 대상인 자연에게서 인간의 존재 방식의 원천을 알아내려 하지 않는다. 자연을 하나의 대상으로만 보는 관점이 너무도 견고해서, 자연의 법칙이 자연 중 하나인 사람을 만들고 변화시켜간다는 시선으로의 전환은 매우 드문 일이 되었다.

〈신형장부도〉의 첫 문장은 "만물이 생존하는 하늘과 땅 사이에서 사람을 가장 고귀한 존재로 여기는데…"라고 시작된다. 자연을 이용 가능한 대상으로 생각하는 사람에게는 '자연을 개발하고 극복하며 이용한 사람이 고귀하지 않~' 이렇게 읽힐 것이다. 사람이 자연을 극복한 지구상의 유일한 생명이라는 생각은 마치 피부처럼 사람 안에 내재된 생각이다. 그러하기에 이 문장을 읽을 때도 고귀한 존재인 사람은 자연을 가장 잘 이용하는 생명이라는 관념으로 해석한다.

그러나 〈신형장부도〉에서의 사람은 하늘이 운행하는 법칙을 알고 그 법칙들이 땅에서 실현되는 방식을 아는 사람을 말한다. 이러한 법칙을 아는 사람만이 몸이 생겨나고 운영되는 원리를 안다. 또한 사람의 감정이 어떻게 생겨나는지 안다. 이 앎을 통해서 자신을 스스로 양육할 수 있는 사람이 된다.

하늘과 땅 사이에 있는 사람이라는 말은 하늘과 땅, 그리고 그 사이에 있는 자연을 만든 에너지들을 섞은 그 방식대로 사람도 만들어진다는 뜻이다. 자연이 변화되어 움직이는 방식으로 사람도 변화되면서 그 생명이 유지되는 것을 아는 자이기에 고귀하다는 의미이다. 자연의 존재 방식과 자연이 생명을 빚는 방식, 자연의 에너지 운용법칙을 알고 그것들이 사람 안에서도 고스란히 실현되고 있음을 아는 사람이다. 그러니 바로 이러한 것을 아는 그들이 고귀한 사람이다. 하늘의 법칙이 땅에서 실현되는 구체적인 현상들 속에서 사람이 사는 방식도 산출된다는 것을 아는 그 순간, 그 앎이 사람을 고귀하게 한다.

지구와 사람의 시작은
형(形)과 기(氣)로부터

잠시 고귀한 인간이 되었다고 생각하고 『동의보감』의 이야기들을 계속 이어가보자. 본격적으로 지구 탄생과 지구 위 생명 탄생들에 대한 이야기들이 등장한다. 『동의보감』에는 현대 과학이 밝혀놓은 지구의 시작을 이야기하는 부분이 나온다. 바로 '형과 기의 시초'『동의보감 신형편』 중 라는 소제목의 내용이다. 처음 지구가 생겨날 때의 변화와 생명이 탄생하는 시기를 4단계로 나누어서 이름을 붙였다. 처음 시작은 '태역(太易)'이고 그 다음이 '태초(太初)' 그리고 '태시(太始)'와 '태소(太素)'로 이어진다.

> 태역(太易)이라는 것은 아직 기(氣)의 변화가 나타나지 않은 것이고, 태초(太初)라는 것은 기의 변화가 시작된 것이다. 태시(太始)라는 것은 형(形)[5]이 처음 나타난 것이고, 태소(太素)라는 것은 질(質)[6]이 처음 나타난 것이다.
>
> (p200, 허준 지음, 『동의보감』, 법인출판사)

이 인용문은 지구상에 자연이 시작되는 방법을 말하고 있다. 이 방법으로 지구 위의 모든 생명들이 시작된다. 40억 년 전쯤 만들어진 원시지구에는 수많은 원자와 분자들이 수소(H)·산소(O)·탄소(C)·질소(N)·NH3(암모니아)·황(S)·인(P) 등등 가득 차 있었다. 여기에 지구 주변의 소행성들이 지속적으로 부딪쳐 왔다. 이 부딪힘으로 지구 위에는 번개 에너지 가 내리치기 시작했다. 소행성의 부딪힘이 계속되는 지구는 엄청나게 뜨거운 열기덩어리였다. 내리치는 번개는 에너지가 되어 원자들을 결합시키기 시작했다. 또한 이후 형태를 만들 원동력을 제공했다. 아직까지는 번개 치는 지구에 어떤 움직임도 시작되지 않고 뜨거운 열기만 가득 찬 덩어리로 엉겨 있었다. 아직 움직임은 일어나지 않았지만 움직임이 시작될 조건들을 갖추어가던 시기, 이때가 '태역(太易)'이다.

지구 위에 지속적으로 내리치던 번개로 원자들을 다양하게 결합하면서 변화해갔다. 또 결합상태에 있는 분자들에 번개가 내리치면 그 분자 결합들이 깨지기도 했다. 원자들은 무수히 결합했다 해체되었다. 번개로 인하여 원자들은 원시지구의 대기 속에서 특정한 방향 없이 마구 움직이기 시작했다. 이로 인해 원자들이 결합하거나 해체되는 움직임들이 미약하게 시작되었다. 원시 지구의 대기는 이처럼 원자들의 아주 작은 움직임들로 채워져 갔다. 이러한 모든 움직임을 동양에서는 '기(氣)'라 부른다. 기(氣)의 변화로 어떤 미미한 움직임들이 시작된 때가 '태초(太初)'이다.

수소원자 2개와 산소원자 1개에 우연히 번개가 내리치면서 에너지가 공급되었고, 그 에너지로 수소와 산소가 결합했다. 이 결합의 결과물이 H_2O, 물이다. 원시지구에 아주 우연히 구체적인 형(形)이 시작된 것이다. 수소라는 원자와 산소라는 원자는 둘 다 다른 속성을 가진 원자들이다. 속성이 다른 이 둘이 결합하면서 원래 자신들의 속성들과는 전혀 다른 속성의 물질이 출현하게 되었다. 이런 방식으로 속성들이 다른 원자들이 서로 결합하여 이전과 다른 에너지성을 가진 존재와 형체들이 지구상에 수없이 생겨나기 시작했다. 각 원자는 결합하면서 본래 자신의 속성을 잃고 새로 맺은 관계 속에서 완전히 새로운 속성을 가진 물(物)들이 되었다. 태초의 시기를 지난 원시지구에서는 원자들의 수없는 결합으로 새로운 속성을 가진 수많은 형태들이 출현하기 시작했다.

수소와 산소라는 전혀 다른 것들이 만나서 예상치 못했던 새로운 물(H_2O)이 되는 것처럼, 자연에서는 각기 다른 속성의 원자들이 섞여 전혀 다른 새로운 물(物)들을 지속적으로 만들어갔다. 자연 안에 새로운 형태들을 출현하게 한 중요한 변수는 에너지다. 번개가 없었다면 물(H_2O)은 지구상에 출현하지 않았을 것이다. 지구 위의 수많은 생명은 생각지 않았던 많은 우연들이 겹치면서 생겨나게 된다. 이와 같은 다양한 원자의 결합으로 서로 다른 형태(形態)들이 무수히 나타나기 시작한 지구의 시기를 '태시(太始)'라 부른다.

생겨난 물(H_2O)은 바다에 있을 때는 거기에 다른 원소 소금(NaCl) 가 결합한다. 산속 깊은 곳의 시냇물에도 다른 원자 바닷물과 염도와 산도가 다르며 다양한 미네랄 등이 섞인 들이 결합하여 흐르기 시작한다. 물은 같은 물인데, 그 질(質)이 다른 물(H_2O)들이 출현한다. 형(形)은 같거나 비슷하지만, 질(質) 즉 속성이 조금씩 다른 것들의 형태가 나타나게 되었다. 이와 같이 각기 다른 질을 가진 물(物)들이 지구상에 대거 나타나기 시작한 때가 '태소(太素)'이다.

태소 시기에 이르면, 모든 생명 형태들은 자신들의 고유한 특성을 갖게 된다. 같은 원자들을 가지고도 그 개수와 결합방식이 달라지면 다른 형태가 만들어진다. 그러한 것들 중 하나가 포도당($C_6H_{12}O_6$)이며, 단백질(NH_2CHR_nCOOH) 등등이다. 다양한 결합의 산물들 중 아미노산 결합하여 단백질을 만드는 의 일종인 RNA에 테두리를 친 세포들도 드디어 지구상에 출현했다. 지구에 계속 치던 번개는 소행성의 충돌이 멈추면서 이제 많이 잦아들었다. 잦은 번개가 사라진 지구에는 새로운 커다란 에너지 공급원인 태양빛이 비치기 시작했다. 오늘날까지 지구를 유지시키는 가장 커다란 에너지의 공급이 시작되었다.

지구는 태양이 큰 중력으로 잡아당기기 시작하자 태양 중력에 균형을 맞추어서 원심력과 구심력의 균형으로 타원으로 태양 주변을 돌기 시작한다. 또 지구 자체의 중력과 지구를 중심으로 돌기 시작한 달과의 관계성 역시 원심력과 구심력의 균형 으로 인하여 지구 자전축이 23.5도 기울어져 스스로 돌기 시작했다. 동양에서는 이러한 지구의 움직임을 '기(氣)'의 활동이라고 불렀다. 지구의 기울어진 자전축과 지구의 자전과 공전으로 인해 지구 위에 내리쬐는 태양빛의 양이 각 지역마다 서로 다르게 도달했다. 지구 위에 도달하는 에너지양이 지역마다 다르다는 것은 원자들의 결합의 양상도 달라진다는 뜻이다. 에너지양이 달라짐으로 결합하는 형태들이 달라졌다. 이런 까닭으로 지구의 각 지역마다 각기 다른 독특한 형태들이 수없이 출현하게 되었다.

원자들에 에너지의 공급으로 형태가 만들어지고 기(氣) 에너지 의 활동으로 살아가는 생명들은 그 생명기한이 정해진다. 탄생한 후 일정한 어느 정도의 시간이 지나면 에너지를 더 이상 공급받을 수 없는 형태가 된다. 에너지의 공급은 생명의 시작이고, 에너지 공급의 중단은 생명의 죽음이다. 태역·태초·태시·태소를 거치면서 탄생한 생명은 태역의 시기에 생명이 생겨나고, 태소 시기에 각 생명마다의 고유한 특질을 부여받는다. 이 고유한 특질이 있기에 생명들은 각자 차이를 가지고 탄생한다.

생명탄생은 그 형태와 움직임을 갖는 것으로 형과 기를 갖추었다고 말할 수 있다. "형(形)과 기(氣)가 이미 갖추어진 뒤에 아(痾)[7]가 생기고, 아(痾)에서 채(瘵)[8]가 되며, 채(瘵)에서 병(病)[9]이 되는 바, 병(病)은 이렇게 생겨나는 것이다."[10] 고유한 특질들이 내재되는 태소 시기에, 모든 생명들은 그 생명을 끝나게 하는 장치를 내장한다. 각 생명의 차이를 더 이상 유지할 수 없게 만드는 장치 그것이 바로 '아(痾)[11]'다. 오래된 병이라는 뜻의 '아(痾)'는 이렇게 생명과 함께 생겨난다.

'아(痾)'의 움직임이 커지면 '채(瘵)[12]'가 된다. '채(瘵)'는 피로하여 앓는 것을 말한다. 에너지의 공급이 원활치 않으면 생명은 가장 먼저 피로해진다. 이것이 '채(瘵)'다. '아(痾)'와 채(瘵)'가 더욱 커지게 되면, 그 모습을 밖으로 드러내게 되는데 그것이 바로 '병(病)'이다. 병은 이렇게 몸 밖으로 그 실체를 출현시킨다. 『동의보감』의 '형과 기의 시초'에 따르면 사람이 생겨났다는 것은 병도 함께 생겨났다는 것을 의미한다. 그러니 사람이 병드는 것은 필연적인 일이다. 언제 병이 드러나느냐의 시간상의 차이가 있을 뿐이다.

사람은 설계상 아(痾)·채(瘵)·병(病)을 내재하고 태어나기에 병이 발현되는 것은 당연한 생명법칙 중 하나이다. 필연적으로 병과 함께 살아가야 할 시간들이 모든 사람 앞에 펼쳐진다. 이런 필연성 앞에서 이 필연성을 없애버리겠다고 결심하는 것은 그다지 유용한 생각이 아니다.

사람이 할 수 있는 일은 병과 함께 살아갈 시간이 도래했을 때, 자신의 일상을 병 이전과 어떻게 다르게 구성할 것인가이다. '병이 없을 것이다'가 아니라, '병이 찾아온 순간부터 자신의 일상을 병과 함께하는 일상으로 구성할 능력'이 필요할 뿐이다.

　대부분은 병이 생겨난 순간부터 병을 없애야만 하는 일상을 만들려고 매우 노력한다. 하지만 병은 자신과 함께 태어났고 그 실체를 보인 순간에 자신의 병은 질문이 될 수도 있다. 자신의 병을 자신을 알아가는 질문으로 만든다면 병은 자신의 삶을 돌아보는 계기가 된다. 생명이 시작된 동시에 병도 내재되었다는 것을 아는 사람은 병과 함께 살아갈 일상을 조금 더 빨리 받아들일 수 있다. 『동의보감』에서 생명과 병은 함께 탄생한다. 그러니 병은 생명이 살아가는 길에서 만날 수밖에 없는 친구이기도 하다. 생명이 살아갈 길에 아주 큰 질문을 던지는 함께 살아갈 수밖에 없는 친구이다.

몸은 자연의 법칙을 따른다
– 확산의 법칙, 열역학법칙

'태역 · 태시 · 태초 · 태소'의 시기를 지나면서 사람은 형태를 갖게 되었다. 이 말은 몸을 얻었다는 뜻이다. 몸을 가졌다는 것은 곧 자연법칙에 구속되었다는 의미이다. 사람의 몸은 자연을 구성한 원자들 수소(H) · 산소(O) · 탄소(C) · 질소(N) · 황(S) · 인(P)등 을 원재료로 한다. 이 원자들이 복합적으로 결합되어 만들어진 형태에 에너지가 지속적으로 투여되면서 그 형태를 유지하는 것이 생명이다. "지구 생명체는 화학적 구성으로 보면 탄소(C)라는 원자를 근간으로 해서 수소(H), 질소(N), 인(P), 황(S) 등이 정교하게 연결되어 있는 복합체"[13]이다. 『동의보감』에서는 이러한 원자들의 결합을 지수화풍과 오행의 결합이라고 표현한다.

사람은 대체로 자연과 자신을 볼 때 보이는 형태만을 본다. 형태는 마치 고정된 것처럼 보인다. 형태가 하나의 고정된 형태로 보이는 이유는 그 안에서 수많은 움직임이 일어나고 있기 때문이다. 이런 관점에서 보면 생명 유지란 형태의 유지이기도 하다.

형태를 유지하기 위한 움직임들에는 일정한 법칙들이 있다. 형태를 유지시키는 속성들 목·화·토·금·수 의 결합과 움직임을 만들어가는 법칙들이 있기에 생명은 유지된다. 태소의 시기에 원자들의 결합방식의 차이로 개성 있는 모습들로 출현한 생명들이 이 차이를 유지하는 동안에는 살아 있는 생명이다. 그러나 이 차이들을 유지하지 못하면 형태가 허물어져서 자연 속으로 병합되어 사라진다.

이 과정을 만드는 자연의 법칙 중 하나가 '확산의 법칙[14]'이다. 확산이란 농도와 밀도가 균등해지는 쪽으로 분자나 물질이 움직이는 자연의 법칙이다. 몸은 세포들이 모여 있는 형태에 큰 테두리인 피부가 있어서 그 형태를 유지한다. 또한 각 세포들이 자신의 영역에서 움직이는 활동 총합이 있기에 몸으로서의 형태를 계속 유지할 수 있다.

몸과 자연은 차이가 있다. 차이가 있다는 것은 몸을 둘러싼 자연인 환경과 몸이 서로 그 농도와 밀도가 다르다는 뜻이다. 몸은 자연과의 차이 농도와 밀도 를 지속적으로 유지하려는 방향성을 갖는다. 이것을 생명의 생리작용 항상성 이라고 말한다. 헌데 자연은 확산, 즉 농도와 밀도가 같아지는 것을 선호한다. 자연에서 농도와 밀도가 같아지는 것이 자연스러운 방향이다. 자연의 종착점은 아마도 모든 것이 뒤섞여 있는 태역의 시기인지도 모르겠다.

자연은 차이를 선호하지 않는 편이다. 자연은 대체로 균형 잡혀 있고 다르기보다는 같아지고 싶어 한다. 자연이 변화를 만드는 방향성은 '균형'과 '같음'이다. 한쪽의 농도가 진하면 농도가 옅은 쪽으로 이동하여 같은 농도를 만들기 위한 확산이 시작된다. 한쪽의 온도가 높으면 온도가 낮은 쪽으로 열에너지가 이동해서 같은 온도를 만들려고 한다. 이런 식으로 "자연은 '다름'보다는 '같음'을 그리고 '불균형'보다는 '균형'을 선호한다."[15]

자연을 만드는 원자들과 똑같은 원자들을 재료로 각기 차이지게 결합한 생명은, 이 차이를 유지하기 위해 매우 많은 노력을 한다. 그러다 더 이상 그 차이를 유지할 힘이 없어지면 자연의 방식대로 확산된다. 테두리를 유지하지 못하고 테두리가 사라지면서 몸은 자연과 같아진다. 자연의 한 부분을 베어서 구성된 몸은 자연 그 자체이다. 자연으로부터 차이를 만들어 탄생하고 살아가다 그 차이를 더 이상 유지할 수 없게 되면 자연 속으로 돌아가는 것이 사람이며 지구상의 모든 생명이다.

자연은 또한 무질서를 향한다. 이것을 '열역학법칙'이라고 부른다. 자연 안에서 질서를 유지하기 위해서는 에너지가 필요하다. 무질서는 확산의 법칙에 의해서 자연스럽게 진행된다. 무질서로 향하는 현상에는 에너지가 필요하지 않다. 하지만 원자들이 질서 있게 결합한 상태 생명 는 그 질서를 유지하기 위한 에너지 공급이 필연적이다. 에너지가 공급되어야 나라는 사람의 형태와 기능을 유지할 수 있다. 이것이 생명현상의 중요한 본질이다.

각 생명들은 자연의 한 부분이기에 자신들의 질서 상태에서 끊임없이 무질서한 방향을 향한다. "뜨거운 물과 차가운 물이 분리된 상태보다 함께 섞여 미지근한 상태가 '무질서한 정도'인 엔트로피가 더 높은[16]" 상태이다. "질서 있는 상태에서 무질서한 상태로 흘러가는 것"[17]이 자연스러운 현상이다. 생명들은 자신의 생명유지를 위해 외부로부터 에너지를 만들 재료들을 흡수해야만 한다. 광합성이나 다른 동물을 먹어서 에너지를 섭취한다. 아마도 생명유지를 위해 가장 많은 종류의 식물과 동물을 먹는 생명이 사람일지도 모른다.

만약 에너지를 얻지 못한다면 생명이 유지되지 못합니다. 다시 말해 생명이라는 질서가 무너지는 것인데요. 이것은 바로 죽음을 의미합니다.

(p55, 임두원 지음, 『과학으로 생각하기』, 포레스트북스)

모든 생명은 살아 있기 위한 최선의 노력을 한다. 당연히 사람도 에너지를 투여해서 자신을 유지하는 질서를 지속적으로 유지하려 한다. 사람은 식물이나 동물을 먹고 오장육부를 이용하여 에너지를 추출하고, 그 에너지로 자신의 질서도를 유지한다.

이것이 살아간다는 말의 다른 표현이다. 또한 자연은 매 순간 변하고 있다. <small>태양량이 달라지면 자연도 변한다</small> 그러니 모든 자연에 속해 있는 것들도 변화할 수밖에 없다. 사람은 질서도를 유지하려는 방향성을 개별자로 갖고 있지만, 자연의 큰 방향성인 무질서도에 어쩔 수 없이 끌려간다. 이 질서도의 유지가 조금씩 조금씩 허물어지는 것이 늙는 것이고, 많이 허물어진 것이 병든 상태이다. 질서를 더 이상 유지할 수 없는 것이 죽음이다.

몸은 바로 이 자연의 법칙을 따른다. 아니 자연의 법칙을 거스를 수 없다. 단지 사람은 하늘의 법칙이 땅에서 실현되는 그 원리를 궁구하고 끊임없이 탐색할 수 있는 능력을 가진 존재이다. 이런 탐구능력을 부여받은 사람이 수많은 연구와 탐색 끝에 드디어 사람에게도 고스란히 통용되는 자연의 법칙을 알아낸 것이다. 문제는 그 다음이다.

자연의 숨은 법칙을 알아낸 사람은 생각한다. '이 자연의 법칙을 어떻게 사람에게 유리하게 쓸 수 있을까?', '사람은 어떤 방법으로 자연의 무질서도를 따라가지 않을 수 있을까?'라고 말이다. 자연의 법칙이 사람에게 고스란히 통용되어 늙고 병이 든다. 그러니 알아낸 자연의 법칙을 이용하여 병과 늙음을 사람의 삶으로부터 없애야겠다고 사람들은 생각한다. 과학기술이 나아가려는 발전의 방향성은 아마도 자연의 무질서도와 확산의 법칙을 어떻게 거스를 수 있을까라는 방향성이지 않을까 싶다. 바로 요즈음 사람들의 마음을 가득 차지하고 있는 '안티에이징'이다. 하지만 변하지 않는 사실은 사람의 몸은 자연의 법칙을 거슬러 질서를 유지하는 일이 언젠가는 끝난다는 것이다.

사람이 자신의 생명유지를 위한 질서를 탐구하고 동시에 사람의 삶에는 일정한 단계들이 있다는 것을 탐구하는 이유는 자연의 법칙에서 벗어나려고만 하기 때문은 아니다. 자연이 변하는 커다란 방향성 속에 자연의 한 부분인 사람이 자연의 변화법칙의 방향성을 알고 그에 발맞추기 위해서이기도 하다. 확산과 무질서도의 증가가 자연의 변화가 만들어지는 법칙이라는 것을 알게 되면, 자연스럽게 나라는 생명은 태어남과 동시에 자신만의 아(痾)도 생겨났다는 것을 긍정한다. 또 나만의 아(痾)는 채(瘵)가 되고 병(病)이 되는 과정은 자연의 법칙인 확산과 무질서도의 증가가 사람인 나에게도 일어나는 일임을 받아들일 수 있게 된다.

아(痾)가 채(瘵)가 되고 병(病)이 되는 과정은 몸의 자연스러운 방향이다. 나라는 생명은 자연의 법칙인 무질서도와 확산의 법칙에 구속된 존재이다. 자연이 바로 사람 속에서 구현된다는 것은 이와 같은 자연의 법칙을 따르는 몸의 법칙을 아는 것에서부터 시작이다. 이 앎을 바탕으로 어떤 생명의 길을 갈 것인지를 사유하는 사람이 자신을 돌보는 삶을 살아갈 수 있다.

사람은 동적평형 속에서 살아간다

몸은 항상 변하고 있지만, 어느 일정한 기간 동안은 고정되어 변하지 않는 것처럼 보인다. 생명의 본질은 매 순간 조금씩 조금씩 변하는 동사의 상태이다. 그런데 '생명'을 그 어떤 하나로 규정하려면 어느 한 시점에 고정된 생명을 명사로 포착해야만 연구가 가능하다.

그러하기에 생명이란 무엇인지를 알아내는 것이 만만치 않다. 이런 이유로 생명을 중심적으로 연구하는 생물학계에서는 오래도록 '생명이란 무엇인가?'라는 질문에 대한 수많은 답들과 논쟁들이 이어져 왔다. 수없이 많은 연구들에 힘입어 변하는 상태를 인간의 힘으로 포착해 가는 경우들이 많아지고 있다. 하지만 아직까지 그 변화하는 생명의 순간들이 다 밝혀지지는 못했다.

사람이라는 생명현상은 아직도 모르는 것이 너무 많은 미지의 세계이다. 매 순간 '변하는 생명은 무엇인가?'라는 관점으로 줄곧 생물학적인 연구를 해왔던 일본의 한 생물학자가 있다. 바로 후쿠오카 신이치[18]이다. 그는 자신의 『동적평형』이라는 책을 쓰면서 '생명이란 무엇인가?'라는 질문을 놓치지 않고 생명을 탐구하고 글을 썼다. 생명을 정의하는 생물학적 논의들을 추적하여 그 과정들을 써놓았다.

'생명이란 무엇인가?'라는 질문에 대해서 최근까지 가장 정설로 받아들이는 것은 "생명이란 자기복제가 가능한 시스템"[19]이라는 정의이다. 하지만 후쿠오카 신이치는 이러한 관점과 더불어서 '변하는 생명'이라는 특성이 반영된 관점'이 필요하다고 보았다. 하여 다음과 같이 자신의 책에 써놓았다.

> 생명이 갖는 또 하나의 아주 중요한 특성이 제대로 반영되어 있지 못하다. 그것은 생명이 '가변적이고 영속적인 시스템'이라는 예스럽고도 새로운 관점이다.
>
> (p190, 후쿠오카 신이치 지음, 『동적평형』, 은행나무)

생명과 그 생명이 살아가는 환경은 단 한순간도 변하지 않은 적이 없다. 지구의 자전과 공전이 만들어내는 태양에너지량의 실시간의 변화로 사람도 환경도 고정될 수 없다. 변하는 환경은 생명이 원하든 원하지 않든 지속적으로 생명 안으로 섞여 들어오고 있다. 이러한 변화 속에서 생명은 자신만의 차이를 유지하여 오래도록 살고자 하는 영속적인 욕망을 갖는다.

실재의 사람은 매 순간 변하고 있지만, 변화가 진행되는 과정 중에 있는 사람들은 스스로 자신들의 변화를 잘 알지 못한다. 자연과 환경의 변화는 조금씩 쌓이고 쌓여서 형태의 변화가 눈에 띄게 일어나게 되면 그제야 비로소 '변했다는 것'을 인식한다. 계절의 변화도 계절이 점진적으로 변하다가 눈에 확연히 보이는 형태의 변화를 보고 나서야 그 결과로서 인식한다.

사람도 아주 작은 변화들이 쌓이고 쌓여서 그 작은 변화들이 눈에 띄게 크게 바뀌고 나서야 안다.

이렇게 매 순간 변하지만 마치 고정된 듯 보이는 것이 '자연과 사람'이다. 이 과정 속의 생명을 명사로 말하면 '가변적인 생명'이다. 가변적으로 매 순간 변하는 생명은 자신의 생명현상을 지속적으로 유지하는 것이 목적이다. 하지만 자신의 형태는 언젠가는 자신 안의 내재된 아(痾)로 인해 그 형태가 무너진다. 때문에 자신을 영속적으로 유지하려는 또 하나의 방법으로 자신과 같은 속성을 가진 자신의 후손을 낳는다. 이것이 생명의 영속성이다.

후쿠오카 신이치는 이러한 관점을 쇤하이머[20]라는 독일의 생물학자의 연구를 통해서 습득했다. 그리고 이 관점의 생명을 '가변적이고 영속적인 시스템'이라고 불렀다. 쇤하이머의 '변화 속의 생명'이라는 개념은 고정된 하나의 특정 생명현상을 추구하는 수많은 생명연구들 속에서 주목받지 못하고 학계에서 점차 잊혀져 갔다. 생명의 변화를 연구한 결과들은 대체로 사람이 오래 살기 위한 목적으로 사용되었다. 사람의 수명을 늘리는 것을 보편적인 목적으로 갖는 일반적인 생명연구들 속에서 쇤하이머의 가변적이고 영속적인 생명개념은 설 자리가 없었다.

한참 세월이 흐른 후에 쇤하이머의 이론을 적극적으로 받아들인 후쿠오카 신이치는 가변적이고 영속적인 시스템의 생명 상태를 '동적평형'이라고 이름 붙였다. 후쿠오카 신이치는 이러한 쇤하이머의 '동적평형'을 다시금 생물학계로 등장시킨 생물학자이다.

쇤하이머의 실험으로 사람의 몸을 구성하는 분자 단백질 들이 어떤 경로를 거치는지가 밝혀지게 되었다. 1930년대 후반부터 1940년대 즈음에 단백질을 구성하는 동위원소[20]가 발견되었다. 쇤하이머는 당시 입수한 아이소토프 동위체 를 사용하여 쥐의 먹이에 질량은 다르지만 화학식은 같은 아미노산 단백질의 구성성분 을 넣었다. 이 아미노산을 통해 단백질에 표식이 만들어졌다. 표식된 단백질을 포함한 먹이를 쥐에게 사흘 동안 먹였다. 소화·흡수된 표식 단백질은 쥐의 몸 안으로 들어가서 아주 작게 분해되어 흡수되었다. 아주 작게 분해된 단백질에도 표식은 남아 있었다. 그리고 흡수된 표식 단백질들은 몸이 필요로 하는 조직 또는 효소나 호르몬을 만드는 분자가 되었다. 이렇게 새로 만들어진 조직, 효소, 단백질, 효소 뇌, 근육, 소화기관, 간장, 췌장, 비장, 혈액 등 모든 장기와 조직을 구성하는 단백질의 일부가 되어 에서 표식을 확인할 수 있었다. 표식단백질로 먹은 쥐의 몸무게는 늘지 않았다. 낡은 단백질을 표식단백질이 대체했음을 뜻한다.

> 표식 아미노산은 마치 강물에 잉크를 떨어뜨린 것처럼 '흐름'의 존재
> 와 그 속도를 눈으로 확인할 수 있도록 해주었다.
>
> (p190, 후쿠오카 신이치 지음, 『동적평형』, 은행나무)

표식 아미노산 덕분에 먹은 음식물이 어떻게 각 장기와 몸의 부분 부분을 구성하는 성분이 되는지 눈으로 확인할 수 있었다. 쥐에게 일어난 일은 사람에게도 일어난다. 사람이 먹은 음식물은 분해되고 소화되어 단백질이 되고 다시 더 잘게 부서져 아미노산이 되어 각 조직과 장기와 세포의 낡은 아미노산 부분을 대체했다. 세포와 조직과 장기의 낡은 부분은 분해된 후 소변과 대변이 되어 몸 밖으로 나간다. 사람과 쥐가 먹은 단백질은 몸의 각 부분들로 퍼져나갔다. 오늘 먹은 음식이 내일의 나를 지속적으로 만들

고 있다는 것을 쉰하이머의 실험으로 알 수 있었다.

세포에게는 일정한 기간이 지나면 새로운 세포로 대체되는 세포 재생주기가 있다. 몸의 각 부위들의 세포 재생주기는 세포와 조직과 기관별로 다르다. 오늘 먹은 음식들은 이 세포들의 재생주기에 따라 몸의 필요한 부위로 공급된다. 여기에 세포막은 지속적이고 끊임없는 물질 출입으로 자주 고장이 나기 때문에 이에 따라 수리도 자주 해야 한다. 고장 난 세포막 수리에도 오늘 먹은 음식물들이 분해되고 흡수되어 각 세포들의 필요에 따라 공급된다.

지금까지 연구 결과들로 위장세포는 2시간 30분에서 수일 만에 매번 새로운 위장 세포로 대체된다. 위장세포들이 다 새로운 세포로 바뀌는 데는 대략 4개월 정도가 걸린다. 간세포는 2~3주 정도에 새로운 세포로 대체되면서 간 전체가 새로운 세포로 바뀌는 데에는 대략 100일에서 1년여 정도의 시간이 걸린다. 피부세포는 28일 주기로 세포가 교체된다.

이렇게 몸의 오장육부와 기관들이 새로운 세포로 바뀌는 주기는 짧게는 몇 시간에서 길게는 7년에서 10년까지 걸린다. 세포 재생주기가 긴 뼈와 근육, 신경세포 새로운 연결패턴을 만들어서 새로워지는 방식 까지 다 바뀌어 새로운 몸이 되는 데는 대략 7년에서 10년이 걸린다. 10년이면 강산이 변하는 것처럼 사람도 뼛속까지 변한다. 다만 뇌의 신경세포가 형성한 자신에 대한 관념은 뇌신경의 연결패턴 거의 변하지 않아서 항상 자신은 그대로인 것처럼 생각할 뿐이다.

쉰하이머와 후쿠오카 신이치의 '동적평형'은 바로 이런 과정을 말한다. 사람은 매일 매일 먹은 음식물들로 새로워지고 있다. 몸의 낡은 부분이 새로운 부분으로 바뀌면서 새로우면서도 균형 잡힌 평형상태를 유지하고 있다. 몸의 오장육부는 딱 몇 개월에 전체가 바뀌는 것이 아니라, 세포 재생 주기에 따라서 부분 부분이 바뀐다. 부분이 바뀔 때 사람은 그 작은 변화를 인식하기 어렵다. 작은 변화가 쌓여서 질적변화가 만들어지는 순간이 되어야 그제야 몸의 변화를 자각한다.

자연의 한 부분인 사람은 앞에서 이야기한 확산과 무질서도의 증가라는 법칙과 더불어 동적평형상태를 유지하는 생명이다. 사람의 몸은 확산과 무질서도의 증가 그리고 동적평형 속에서 매 순간 변화하면서 새롭게 출현하고 있다. 몸은 자연의 법칙 속에서 점진적 변화들이 쌓이다가 그 변화의 변곡점을 지나면서 확연히 달라진 형태로 출현한다. 이러한 자연의 변화법칙을 모른다면 사람은 몸이 무엇인지, 자신이 어떤 존재인지에 대한 그 진정한 본모습을 알기 어렵다. 매 순간 달라지는 것이 몸이다. 그러하기에 몸은 변하면서도 자신을 유지하는 동적평형상태에 있다. 이런 까닭으로 몸은 자연과 함께 탐구할 때 그 몸의 속성을 보여준다.

인간 생명 탄생,
8개의 에너지를 가지고 세상 속으로

'형과 기의 시초'는 사람과 사람을 둘러싼 환경 속에서 생명들이 출현하는 이야기다. 이제 그러한 생명들 중 하나인 바로 우리 사람의 시작을 말하는 부분을 살펴보려 한다. 『동의보감』의 언어로 '잉태(孕胎)'이다.

아버지와 어머니의 생명엑기스를 합하여 어머니의 뱃속에 잉태된 사람은 어머니 몸으로부터 에너지를 공급받아 자신의 오장육부를 만들고 키워나간다. 그리하여 혼자 힘으로 자신의 오장육부를 이용해서 스스로 에너지를 만들 수 있는 때가 되면 어머니와 분리되어 세상 속으로 나온다. 『동의보감』에서는 정자와 난자의 만남을 아버지의 정기인 혼(魂)과 어머니의 정기인 백(魄)이 만난다고 표현한다. 아버지의 정신활동의 엑기스 정수·精髓 와 어머니의 정신활동의 엑기스 정수·精髓 가 1개의 수정란의 지성(智性)을 형성한다는 뜻이다. 그리고 1개월부터 10개월까지 뱃속에서 자라나는 태아를 관찰하여 기록을 남겼다. 그 내용을 표로 정리하면 아래와 같다.

1개월	내 용
임신 1개월	태(胎) 속에 품고 있는 것은 연유와 같다.
2개월	열매와 같은 것이 형성되는데 자두열매 같다.
3개월	사람 형상을 이룬다.
4개월	남녀가 구별된다.
5개월	근골(筋骨)이 생성된다.
6개월	머리털이 생긴다.
7개월	혼(魂)이 작용하여 오른손을 움직인다.
8개월	백(魄)이 작용하여 왼손을 움직인다.
9개월	몸을 세 번 돌리고 10개월이 다 차면 어머니로부터 떨어져 나온다. 그중 산달이 지나서 태어나는 아이는 부귀를 누리고 천수를 다 하지만, 산달이 되기 전에 태어나는 아이는 빈천하고 일찍 죽는다

〈표 1〉 잉태의 과정

사람은 아버지의 정자와 어머니의 난자가 만나 생성되는 하나의 수정란으로부터 시작된다. 아버지의 정자는 아버지의 삶 혼. 魂 을 담고 있는 세포이다. 어머니의 난자는 어머니의 삶 백. 魄 을 담고 있는 세포이다. 이 두 세포가 만나 하나가 된다. 하나의 수정란은 세포분열을 시작한다. 2배, 4배, 8배, 16배, 32배…. 세포분열이 이어지다가 어느 순간 멈춘다. 이때 그 모양이 처음에는 연유 같고 이어서 열매와 비슷한 모양 자두나 오디 열매 같은 모양 이 나타난다. 〈그림 1〉 참조

사람의 몸은 단 하나의 세포가 자신과 똑같은 수많은 세포로 나뉘어져서 생겨난다. 이렇게 나뉘진 세포들이 다시 부분으로 모여서 조직이 되고,

조직들이 모여서 기관을 형성한다. 에너지를 공급받아 수없이 세포분열한 수정란은 문득 한곳에서부터 함몰되어가기 시작한다. 아래 〈그림 1〉 참조 함몰되기 시작한 지점에서 수정란 가운데를 가로지르다가 수정란의 반대쪽 끝에 다다르면, 이제 각 기관인 오장과 육부가 만들어지기 시작한다. 함몰이 시작된 부분이 항문이 되고, 함몰이 끝나는 부분이 입이 된다. 이때에 소화기관 입, 식도, 위, 소장, 대장, 항문 이 만들어지는 부분이 내배엽(배 · 腹)이다. 뇌와 신경절 그리고 피부를 만드는 부분이 외배엽(등 · 背)이다. 소화기를 제외한 나머지 내장과 근육 · 살 등은 중배엽(몸 안)에 위치한다.

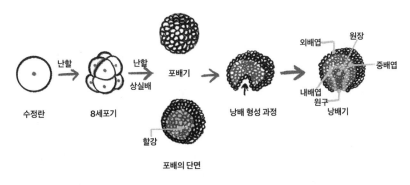

〈그림 1〉 수정란에서의 내배엽 · 중배엽 · 외배엽

이렇게 각기 위치를 잡은 세포들이 모여서 조직이 되고, 조직이 모여서 오장육부의 기관으로 발달한다. 기관들 중 가장 먼저 만들어지는 것이 '심장과 신장 콩팥'이다. 태아가 3개월이 되면 초음파로 태아의 심장 뛰는 소리와 모습을 볼 수 있다. 이때가 되면 태아가 안정기에 들었다고 말한다.

심장의 모습은 형(形)이고, 심장이 뛰는 것은 기(氣)다. 앞의 '형과 기의 시초'에 따르면 이때 이미 태아의 아(痾)도 함께 만들어졌다. 태아의 심장이 뛰기 시작했다는 것은 피가 태아의 전신을 순환함을 뜻한다. 피순환이 이루어진다는 것은 심장과 신장의 기관이 형성되었다는 뜻이며, 동시에 뇌 여러 조직의 기능을 조절하는 역할 도 만들어졌음이다. 심장은 피를 돌리는 기관이기에, 심장이 뛰려면 피가 있어야 한다. 이 피를 저장하는 기관이 신장이다.『동의보감』에서 피와 같은 수분을 총체적으로 관리하는 기관이 신장이다. 〈7장〉참조

태아가 7개월이 되면『동의보감』에서는 혼(魂)이 시작되었다고 말하는데 이것은 간(肝)이 자기 역할을 할 수 있을 만큼 생성되었다는 뜻이다. 8개월에 백(魄)이 작용한다는 의미는 폐(肺)가 스스로 호흡할 준비가 어느 정도 되었다는 뜻이다. 아기의 오장육부가 이제 독립적으로 기능할 수 있는 상태이다. 이제 태아는 스스로 좁은 엄마 배 속에서 어느 정도 움직일 수 있는지 실험한다. 몇 번의 실험이 이어지고 태아가 좁은 뱃속에서 돌고 태아는 드디어 탄생한다.

아기 탄생은 아기가 혼자서 호흡하고, 음식물을 먹어서 자신의 생명을 운영할 수 있는 오장육부가 완성되었음을 알리는 일이다. 헌데 종종 오장육부가 완성되기 전에 먼저 태어나는 아기들도 있다. 이 아기들은 대부분 호흡이 어려워서 인큐베이터에 들어간다. 엄마의 배 속과 가장 비슷한 환경에서 폐와 나머지 오장육부들을 완성되게 하려는 조치이다.

아기에게 엄마와 연결된 탯줄이 끊어졌다는 것은 스스로 에너지를 생성하여 몸을 운용하는 생명이 되었다는 뜻이다. 이 준비를 끝낸 그해 · 그 달 · 그날 · 바로 그 시간에 아기는 세상 밖으로 태어나 자기 오장육부의 완성을 자신의 첫소리로 알린다. 하여『동의보감』에서는 이 태어난 날의

년, 월, 일, 시를 음양오행의 글자로 바꾸어서 그 사람의 오장육부의 모양과 기능을 유추한다. 〈부록〉참조

사람의 몸은 오장육부가 다 균형 잡힌 상태로 들어가기에는 공간이 너무 좁다. 간이 크면 자연히 폐가 작아지거나 위가 눌리고, 폐가 크면 간이 작아져야만 한다. 어느 하나의 장기가 실하면 다른 장기는 그 기능이 약할 수밖에 없는 조건이 사람의 몸이다. 이런 이유로『동의보감』에서는 한 사람 한 사람의 타고난 오장육부의 크기와 기능을 바로 그 사람이 태어난 그해 · 그달 · 그날 · 그 시간을 음양오행의 글자로 환산한다. 환산된 음양오행의 8가지 글자로 한 사람의 오장육부의 기능을 가늠하여 치료에 사용한다.

그러니 자신의 오장육부의 모양과 에너지가 궁금하다면 자신이 태어난 년 · 월 · 일 · 시의 8개의 에너지가 어떠한지 알아보면 된다.『동의보감』에서 사람의 몸에 대한 탐구를 할 때, 그 기준으로 삼는 것이 각 사람마다의 오장육부가 몸 안에 어떻게 배치되었느냐이다. 하지만 몸은 그 속을 환히 보여주지 않는다. 하여 동양에서는 사람이 태어난 년 · 월 · 일 · 시를 8개의 에너지로 환산하여 그 사람의 오장육부가 어떤 배치에 있는지를 기준으로 삼았다.

각기 다르게 타고난 오장육부로 인해 사람은 각자 다른 삶을 산다. 사람마다 다른 일상을 살지만, 오장육부가 만들어지는 과정과 오장육부로 소화시켜 에너지를 추출하는 과정은 같다. 이런 보편성 위에 오장육부의 배치가 각기 다르다는 특수성이 결합한 생명이 바로 '나'다.

그 기능은 같지만 에너지를 추출하는 방식 오장육부를 이용해서 추출한 에너지의 양도 에너지의 사용 방법도 다른 것이 사람이다. 그렇기 때문에 자신을 이해하기 위해서는 오장육부의 형성과 기능의 보편법칙을 탐구하는 것이

필요하다. 이 탐구에 바탕하여 나라는 사람의 오장육부 배치의 특수성을 이해해가야 한다. 나를 알아가는 과정이 만만치 않지만, 이 길을 걸어가다 보면 자연법칙 안에서 살아가는 사람이 갖는 자유를 조금씩 느껴갈 수 있다. 오장육부의 에너지가 음양오행의 글자로 환산되는 것은 〈부록〉에서 확인하시면 된다.

기의 성쇠,
사람이 걸어가는 생·노·병·사의 길

『동의보감』에서 말하는 사람은 자연의 에너지들이 섞여서 탄생했으며, 자연이 변화하는 법칙의 길을 고스란히 따라가는 사람이다. 자연변화의 길을 걸어간다는 것을 다른 말로 바꾸면 '생(生)·노(老)·병(病)·사(死)의 길을 산다.'라고 말할 수 있다. 사람은 누구나 생·노·병·사의 길을 살아간다는 것을 안다. 하지만 이 길이 구체적으로 자신 앞에 어떻게 펼쳐질지는 모른다.

자신의 바로 옆에 있는 사람이 생노병사의 길을 걸어가는 것을 분명하게 본다. 하지만 자신에게만은 그 길이 다르게 펼쳐질 것이라고 믿는다. 다른 사람의 생노병사의 길을 보면서 자신만은 다른 생노병사의 길을 가게 될지도 모른다는 아주 작은 가능성에 의지한다.

사람의 삶은 매 순간 선택인지도 모르겠다. 가장 적절한 선택을 위해서는 몸이 주는 메시지를 알아듣는 것이 필요하다. 몸이 자신에게 어떤 메시지를 줄 때마다 그 메시지는 생노병사의 변곡점을 알려주는 신호이다. 이 신호를 알아듣고 자신의 일상을 바꾸는 선택을 해야 하는 것이 삶의 실재 내용일 수도 있다. 『동의보감』에는 잉태 후 태어난 사람이 자라나고, 성장하고, 병들고, 늙고, 죽음에 이르는 길을 밝혀놓았다. 사람이 살아가는 '생 · 노 · 병 · 사의 길'을 『동의보감』에서는 '기의 성쇠'라 부른다. 아래의 표는 기의 성쇠를 정리한 것이다.

〈기(氣)의 성쇠(盛衰)표〉

10세~20세	오장이 비로소 안정되어 혈기가 통하기 시작하지만 眞氣가 아직 아래에 있으므로 달리기를 좋아합니다.
20세~30세	혈기가 왕성해지고 근육이 고르게 자라기 때문에 빨리 걷기를 좋아합니다.
30세~40세	오장이 더욱 안정되고 근육이 견고해지며 혈맥이 왕성하고 충만하기 때문에 걷기를 좋아합니다.
40세~50세	오장육부와 12경맥이 모두 크게 왕성해졌다가 평온하게 안정되고 腠理[22] 성글어지고 화색이 점점 무너지며 수염과 머리털이 차츰 하얗게 되고 기혈이 평온하면서 성하고 요동치지 않기 때문에 앉아 있기를 좋아합니다.
	40세가 되면 陰氣가 절반으로 줄어들어 활동력이 줄어든다.
50세~60세	肝氣가 비로소 쇠약해지고 肝葉이 얇아지기 시작하며 담즙 또한 줄어들기 때문에 시력이 떨어져 밝게 보이지 않습니다.
	50세가 되면 몸이 무거워지고 청력과 시력이 떨어진다.
60세~70세	心氣가 쇠약해지기 시작하고 우울해하고 슬퍼하는 경우가 많으며 혈기의 운행이 느슨해지기 때문에 누워 있기를 좋아합니다.
	60세가 되면 성기능이 약해지고 신체의 전반적인 기운이 몹시 떨어지며 九竅[23]이 기능이 순조롭지 못하며 하초는 허해지며 상초는 기의 상역으로 실해지며 콧물과 눈물이 함께 나온다.

70세~80세	비기가 허약해지기 때문에 피부가 마르고 거칠어집니다.
	肺氣가 쇠약해져서 魄이 떠나기 쉬우므로 헛소리를 잘합니다.
80세~100세	오장이 모두 허약하게 되고 이에 따라 神氣가 없어지며 뼈다귀만 남게 되므로 죽게 되는 것입니다.

〈표 2〉 기가 자라나고 성해진 후 쇠하는 과정

지구에 모든 생명들은 다 생노병사, 기의 성쇠의 과정을 겪는다. 기가 자라나서 성했다가 서서히 사그라드는 것은 자연의 운용법칙이자 생명운용의 법칙이기 때문이다. 우리가 잘 모르는 것 중 하나가 동양의학은 해부를 하지 않았다고 생각하는 점이다. 하지만 여러 동양의 의술 기록들을 보면 동의보감 안에도 기술되어 있지만 각 내장을 다 해부하여 그 구체적인 모습들을 꼼꼼히 기록해 놓았다. 동양에서는 아주 오래전부터 의술에 대한 경험들을 기록하고 새로 발견한 것들은 그 위에 더해서 기록을 남겨왔다. 처음 기록부터 이후 이어지는 기록까지를 더하여 같은 계통으로 아주 세세히 기록하였다. 때문에 위의 표는 그러한 기록에 근거하여 통계적으로 사람의 생노병사의 변화를 기술한 것이다.

태어나서 10대까지는 가지고 태어난 오장육부를 잘 기능하도록 성장시키는 일을 한다. 그래서 사람은 매일매일 쑥쑥 자란다. 몸은 오장육부를 가지고 자신을 둘러싼 환경과 사회와의 상호작용을 거치면서 자신의 오장육부와 몸을 성장시켜간다. 사람은 성장하고 자라면서 외형 겉모습 이 달라지는데, 이것은 자라나면서 오장육부도 성장하여 달라졌기 때문이다. 오장육부를 담은 그릇이 몸이니, 오장육부가 달라지면 담긴 그릇도 달라진다.

10대까지의 사람은 부모님의 에너지를 받아서 아빠의 모습이 되었다가, 또 엄마의 모습이 된다. 그래서 자라나는 아이의 얼굴은 수십 번 변한다. 사람은 여기에 매 순간 환경과 사회를 살면서 겪은 경험을 섞어 엄마도 아빠도 아닌 자신이 되어간다.

사람이 20대가 되면 오장육부를 자신만의 독창적인 모습으로 구축하는 시기에 들어선다. 이때에 아이들이 장성했다는 표현을 쓴다. 장성했다는 것은 오장육부가 튼실해졌다는 뜻이다. 20대의 사람은 자신만의 세계를 향하여 나아간다. 굳건한 몸과 혈기로 세상을 향해 도전적으로 나아간다. 이런 도전은 기존의 세상과 다른 차이진 자신이 되는 결과를 가져온다. 경험이 오장육부를 키우고 다른 사람이 되어가도록 한다. 이 경험의 중심에는 몸이 있다. 몸은 오장육부의 안정된 상태를 바탕으로 또 다른 새로운 나를 만들기 위해서 한 발 한 발 길을 간다.

30대가 되면 자신이 스스로 구축한 세계가 조금씩 안정되어 간다. 몸이 겪은 경험에 바탕하여 몸에 담긴 자신의 정신도 안정된다. 어깨가 떠~억 벌어지면서 뼈가 굳건하고 강하다. 뼈가 강해졌다는 것은 근육에 힘이 있다는 뜻이다. 근육에 힘이 있으면 자신의 몸을 자신이 원하는 대로 쓸 수 있다. 몸이 자신의 의지를 뒷받침해주니 자신이 원하는 것을 힘껏 추구하게 된다. 몸이 좀 피곤하고 무리 되는 듯해도 잠 한숨 자고 나면 몸은 곧 회복되곤 한다.

그리고 이제 40대에 들어선다. 태어나서 40대 중반 정도가 되기까지는 기의 성쇠의 과정에서 기(氣)가 자라나서 성(盛)해지는 시기이다. 40대 중반 혹은 후반에 들어서면 기는 이제 성(盛)한 상태에서 쇠(衰)하는 쪽으로 서서히 방향을 틀기 시작한다. 사람마다 타고난 오장육부의 배치에 따라, 그 사람이 살아온 삶의 여정에 따라 기가 쇠하는 그 구체적 시기가 물론 다 다르다.

　기의 성쇠가 변화되는 변곡점의 시기가 몇 년간 이어진다. 기가 쇠하는 쪽으로 방향을 잡으면 사람 몸 안에서는 생명 활동의 원동력인 '정(精)'이 줄어들기 시작한다. 정은 태어날 때 오장육부에 나눠 간직되어 탄생한다. 특히 정(精)은 신장 콩팥 에서 주로 주관한다. 태어날 때 타고난 정(精)으로 살아가면서 먹은 음식물과 경험으로부터 추출된 에너지인 정(精)을 더해 사람은 평생을 산다.

　사람이 음식을 좀 덜 먹어도 금방 몸에 영향을 끼치지 않는 이유는 타고난 정(精)이 그 사람의 원기를 잘 지키고 있기 때문이다. 평균적으로 사람이 40대 중반을 넘어서면 타고난 정이 줄어들기 시작한다. 후천적으로 음식물을 먹어도 그 에너지를 추출하는 오장육부의 기능이 40대 중반을 기준으로 조금씩 떨어지게 되어 효율적으로 에너지를 추출하지 못한다. 그 결과 정(精)의 총량은 40대 이후 조금씩 조금씩 줄어든다. 몸에 좋다는 음식물과 약들을 아무리 많이 먹어도 정은 20~30대만큼 회복되지 못한다. 몸에 좋다는 음식물과 건강보조제를 재료로 몸에 필요한 에너지를 추출해야 하는데, 에너지 추출 기계인 오장육부의 기능이 떨어졌으니 좋은 재료를 계속 공급해도 헛일이 되는 셈이다.

　정이 줄어들면 탄생할 때 내재된 '아(痾)'가 서서히 움직이기 시작한다. 아(痾)는 사람에게 '채(瘵)'가 되어 피로감을 느끼게 한다. 피로감은 기가 성한 방향일 때도 종종 느껴졌을 수 있다. 하지만 피로는 쉬고 나면 사라졌던 것들이다. 피로가 쉬 사라지지 않고 오랜 시간 지속된다면,『동의보감』의 시선으로는 자신 안의 아(痾)가 움직이기 시작했다는 뜻이다.

　40대가 되면 음기 陰氣. 다른 말로 정 가 대략 반으로 줄어든다는『동의보감』

의 말은 이제 오장육부의 기능이 기가 성한 방향에서 쇠한 방향으로 바뀌는 시기에 이르렀다는 뜻이다. 기가 쇠하는 상황에 이른 몸을 가진 사람은 오장육부를 담은 몸을 이전과는 다르게 써야만 한다.

이때 자연을 극복가능한 대상이라고 생각하는 사람은 몸과 오장육부가 자신에게 보내는 신호를 알아들을 수 없다. 몸은 자연의 길을 걸어가는 존재인데, 자연을 하나의 대상으로만 보는 사람의 정신은 자연을 극복하는 일만을 생각한다. 몸은 필연적으로 걸어가야 하는 자연의 길이 있다. 거스를 수 없는 길이다. 그것을 전혀 알지 못하는 사람은 자신의 기가 쇠하는 것을 음식으로 약으로 병원 치료로만 극복하려 애를 쓰고 또 쓴다.

몸이 필연적으로 걸어가는 길은 생·노·병·사의 길이며, '생(生)·장(長)·화(化)·수(收)·장(藏)의 길'이다. 생(生)은 에너지 속성상 봄의 에너지이다. 장(長)은 에너지 속성상 기(氣)가 장성하는 여름에너지이다. 수(收)는 가을의 에너지이며, 장(藏)은 겨울의 에너지이다. 화(化)는 계절과 계절을 매개하는 환절기의 에너지이다. 바로 봄·여름·가을·겨울 그리고 환절기의 길이다.

태어나서 20대까지를 봄이라고 한다면, 20대부터 40대 중·후반까지를 여름이라고 볼 수 있다. 여름까지는 기가 성하는 시기이다. 성했던 기는 쇠하는 쪽으로 방향이 바뀌는 자연스러운 전환기를 맞이한다. 이 전환기가 환절기이다. 여름이 지나고 기의 방향이 바뀌는 환절기를 지나고 나면 가을이 오듯이 사람도 가을의 시간으로 걸어 들어가게 된다.

가을에 초입에 들어선 몸이 보내는 이 느낌은 미세하여 잘 알아채기가 어렵다. 그러니 이 조짐을 듣지 못하고 20~30대의 삶처럼 여전히 그렇게 살기를 고집한다면, 아(痾)와 채(瘵)는 이제 '병(病)'이 되어 자신의 삶 속으로 들어온다.

늙고 병들어가는 가을의 과정을 『동의보감』에서는 50대에 들어서면 간기(肝氣)가 쇠약해지는 것부터 시작된다고 써놓았다. 정이 줄어들면 오장육부는 가장 먼저 간엽이 얇아지기 시작한다. 간엽이 얇아지면 맑고 충실한 담즙이 만들어지지 못한다. 그 결과 눈이 맑게 보이지 않고 뻑뻑해진다. 안구건조증의 시작이다. 안구건조증을 요즈음의 사람들은 인공눈물을 좀 넣고 마는 증상으로 여긴다. 하지만 동의보감의 세계에서는 눈이 뻑뻑하고 건조해지면서 시력이 떨어지면 바로 간기가 쇠약해졌다는 신호로 받아들인다. 그리고 간을 돌보는 일상으로 전환해야 한다.

간기가 약해진 첫 번째 시기를 보낸 후 이제 60대에 들어서면서 심기(心氣)가 약해진다. 일생에서의 가을은 더욱 깊어지고, 몸은 이제 늙었다는 것을 실감하고 슬퍼진다. 걱정스러워진다. 심기가 약해진 사람은 깊어지는 가을 시기에 맞는 자신의 새로운 일상을 개발해야 하는 당면한 숙제를 받아 든다.

대체로 60대가 되면 만성질환 고혈압, 고지혈, 골다공증, 당뇨 등 등으로 아(痾)와 채(瘵)가 본격적으로 병(病)이 되어 있을 가능성이 매우 높다. 만성질환은 나를 다른 일상으로 강제하는 조건으로 작용한다. 그제야 사람은 어쩔 수 없이 다른 일상을 살 수밖에 없다. 이전에 먹었던 음식과는 다르게 음식을 먹어야 한다. 운동을 해야 한다는 의무감 속에서 운동을 시작했다 그만뒀다를 반복할 수도 있다. 마음을 편안히 하려고 스트레스를 스스로 차단하려 노력하기도 한다.

60대 중후반부터 시작된 겨울은 70대를 맞이하며 본격적으로 겨울 기운으로 가득 찬다. 겨울의 기운으로 가득 찬 70대는 비기(脾氣)가 〈5장〉에 구체적으로 서술되어 있다. 줄어든다. 맛있는 것도 없고 먹고 싶은 것도 없다. 입이 쓰고 침이 마른다. 침이 마른다는 것은 피부도 몸도 메말라 간다는 뜻이다. 메마른 나무와 같은 피부상태가 된다. 이어 80대, 90대의 깊어지는 겨울로 사람은 죽죽 걸어 들어간다. 죽음을 향해가는 시간들. 슬퍼하고, 걱정하고, 두려워하지만 나에게는 일어나지 않을지도 모른다는 희망도 짙어지는 시간들이다.

생노병사의 길이 자신에게 어떻게 구체적으로 실현될지를 아는 사람은 작게 시작되는 병과 만성질환들을 받아들인다. 자신에게 생겨난 병으로 인해 자신의 일상을 바꾸는 일을 시작한다. 병이 자신을 새롭게 하는 매우 중요한 기회임을 받아들인다. 이 받아들임을 통해서 변화 속에서 사는 사람이 스스로 자신을 돌보는 방법에는 어떤 것들이 있는지 탐구를 시작한다. 그 길의 좋은 벗이 『동의보감』이다. 동의보감의 공부는 자신 안의 미세한 몸의 소리를 알아들을 수 있는 존재로의 전환을 마련한다. 병(病)은 자연의 변화를 사는 사람으로 새로운 인식을 만드는 계기이다. 사람이 살아갈 길을 미리 보고 예측할 수 있기에 사람은 몸과 병이 전하는 이야기를 알아들을 수 있게 된다.

<부록>

음양오행과 오장육부

목(木)·화(火)·금(金)·수(水)·토(土),
봄·여름·가을·겨울·환절기의 다른 이름

『동의보감』은 동양의 의학을 집대성한 책이다. 『동의보감』 안에서 사람은 대우주인 자연을 생성하고 운용하는 방식을 고스란히 받아들인 생명이다. 그렇기 때문에 자연과 사람을 통일적으로 표현할 수 있는 언어가 필요하다. 이 언어가 '음양오행(陰陽五行)'이다. 『동의보감』의 세계로 들어서기 위해서는 음양오행의 언어를 익히는 과정이 필요하다. 『동의보감』을 처음 만났을 때, 한글로 쓰였는데도 그 의미까지 가닿지 못한 이유는 음양오행의 언어가 너무 낯설고도 어려웠기 때문이다. 음양오행의 언어들은 알아야 음양오행의 언어를 익히는 것은 마치 영어를 읽기 위해서 영어 스펠링을 알아야 하는 것과 같다.

아래 〈그림 2〉 지구의 자전과 공전에서 지구가 봄이라고 쓰인 위치를 지나갈 때, 지구에 내리쬐는 태양량이 겨울보다 많아지기 시작한다. 이 시간들을 음양오행의 언어로는 '목(木)'이라 부른다.

봄철은 대략 3개월인데, 그 봄날의 날씨가 하루하루 다 다르기에 봄을 세분화하여 소통할 언어가 필요했다. 그림을 입체적으로 상상해보면 지구

는 아주 조금씩 조금씩 겨울을 지나 여름을 향해서 움직이고 있다. 지구의
움직임으로 인해 지구에 내리쬐는 태양빛의 양이 달라진다. 그러므로 봄
철 동안 봄은 단 한순간도 같은 봄인 적이 없다. 매년 그해의 봄 날씨는 매
일매일 다르다.

이렇게 봄이지만 봄기운이 달라지는 것을 하늘에서는 갑목(甲木)과 을
목(乙木)이라고 부르고, 그 하늘의 기운이 땅에 도달하여 발현되는 것을
인목(寅木)·묘목(卯木)이라고 부른다.

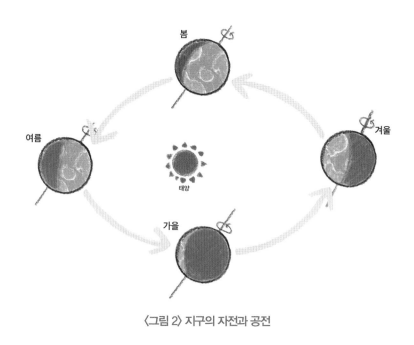

〈그림 2〉 지구의 자전과 공전

봄이 지나고 여름이 된다. 여름이 되었다는 것은 봄보다 훨씬 많은 양
의 태양에너지가 지구에 도달한다는 뜻이다. 태양량이 많은 이 시기를 '화

(火)'라 부른다. 지구는 23.5도 기울어서 자전과 공전을 하기 때문에 북반구에 태양량이 많이 비출 때, 남반구는 태양양이 적게 비춘다. 여기서는 우리나라가 있는 북반구를 기준으로 이야기를 전개한다.

많은 태양량이 지구에 내리쬐기 시작하면서 지구에 모든 만물들은 그 태양량에 조응하여 적극적으로 성장하고 활동하기 시작한다. 이때의 하늘의 기운을 병화(丙火)와 정화(丁火)라 부른다. 하늘의 기운이 땅에서 실현되는 시기에 땅에서의 화기운은 사화(巳火)와 오화(午火)라 이름 붙였다.

지구의 움직임은 한순간도 쉼이 없으니, 여름에 도달한 지구는 이제 가을을 향하여 나아간다. 가을에 들어섰다는 것은 태양량이 줄어들기 시작했음을 의미한다. 화의 시기를 지나 이 시기부터는 '금(金)'의 시기이다. 태양빛이 줄어드는 가을을 맞이한 지구 위의 모든 생명들은 이제 한 해 동안 성장한 생명력들을 갈무리한다. 그리하여 다음 해의 새봄을 준비하는 시기에 들어선다. 그동안의 성장들을 저장하면서 생명의 엑기스만을 가려 모아서 열매를 맺는다. 열매 중에도 자기 자신의 생명력을 가장 잘 농축한 엑기스를 정화·精華 담은 가장 좋은 열매들만을 가려서 저장한다. 그리고 잘 성장하지 못한 열매들은 땅으로 떨군다. 이때의 하늘의 기운이 경금(庚金)과 신금(辛金)이다. 땅의 기운은 신금(申金)과 유금(酉金)이다.

지구는 겨울을 향하여 간다. 태양량이 확연히 줄어들기 시작한 시기이다. 이 시간들을 '수(水)'라고 부른다. 하루 중 태양빛이 지구 위에 내리쬐는 낮 시간들이 줄어들고 밤 시간들이 많아진다. 겨울을 맞이한 생명들은 자신 안의 씨앗을 잘 지키는 것이 급선무이다. 자신의 생명력을 응축한 엑기스를 담은 씨앗을 튼튼하게 겨울 동안 지켜내야 다음 해 태양빛에 조응하여 새생명을 틔우기 때문이다. 새봄의 새로운 생명력은 바로 겨울 동안의 자신의 생명력을 잘 응축하고 저장한 것에 달려 있다. 이때의 하늘의 기운을 임수(壬水)와 계수(癸水)라고 한다. 땅의 기운은 자수(子水)와 해수(亥水)이다.

여기에 목·화·금·수는 매계절이 다음 계절로 변화될 때마다 환절기를 맞이한다. 위의 〈그림 2〉 지구의 자전과 공전에서 보면 지구가 도는 타원이 회전하는 구간 연결선 구간. 회전 구간이 4개이다 을 볼 수 있다. 각 계절이 마무리되고, 다음 계절로 매개하는 시간들의 이름을 '토(土)'라 붙였다.

토는 이전 계절과 이후 계절의 연결자이자 매개자이다. 두 계절을 조화시키는 조화의 에너지이다. 이 에너지들을 하늘에서는 무토(戊土)와 기토(己土)라고 부른다. 헌데 땅에서는 환절기가 4개가 있다. 또한 태양빛이 지구 표면 위에 도달하였다가 다시 땅의 표면으로 올라오는데 시간의 차이가 생긴다. 이 시간차를 토 2개 더 넣어 지구가 자전하고 공전하는 것에 따른 태양량의 변화를 설명하게 되었다. 이 환절기의 기운을 진토(辰土)·미토(未土)·술토(戌土)·축토(丑土)라 이름 붙였다. 이것을 정리하면 다음 〈표 3〉과 같다.

	목(木)		화(火)		토(土)		금(金)		수(水)	
하늘의 기운 (천간)	갑목 (甲木)	을목 (乙木)	병화 (丙火)	정화 (丁火)	무토 (戊土)	기토 (己土)	경금 (庚金)	신금 (辛金)	임수 (壬水)	계수 (癸水)
땅의 기운 (지지)	인목 (寅木)	묘목 (卯木)	사화 (巳火)	오화 (午火)	진토 (辰土) 술토 (戌土)	미토 (未土) 축토 (丑土)	신금 (申金)	유금 (酉金)	자수 (子水)	해수 (亥水)

〈표 3〉 천간과 지지

지구는 태양과 서로 당기고 밀면서 태양 주위를 돈다. 여기에 지구를 중심에 두고 공전하는 달과의 당기고 미는 힘도 작용한다. 또한 지구 앞에는 수성과 금성이 태양과 균형 관계를 만들며 돌고 있다. 지구 뒤에는 화성·목성·토성 순으로 태양계가 태양을 중심으로 타원운동을 하며 돌고 있다. 지구 앞의 수성과 금성과도 지구는 밀고 당기는 관계에 있다. 또 지구 뒤의 화성·목성·토성 등과도 밀고 당기는 관계 속에 있다. 지구는 해와 달 그리고 수성·금성·화성·목성·토성 천왕성과 해왕성은 지구와 거리적으로 멀어서 그 영향력이 덜하다. 과 원심력·구심력으로 서로 작용하면서 매 순간의 한점 한점을 찍으면서 돌고 있다. 지구가 걸어가는 자전과 공전의 한 지점 한 지점들이 지구 위의 도달하는 태양량의 변화를 만들고 그로 인해 지구의 기후는 변화한다.

지구는 이러한 관계망 속에서의 한발 한발 움직이고 있으며, 이 움직임을 '운행(運行)'이라고 부른다. 운행은 '움직일·운(運)'자와 '갈·행(行)'의 결합이다. 지구가 운행한다는 말속에는 지구·해·달 그리고 수성·금성·화성·목성·토성의 관계성 속에서의 균형점을 지구가 찍고 있다는 뜻이 담겨 있다.

이러한 관계 속에서 태양은 지구에 그 빛을 비춘다. 태양빛이 지구 위에 비치면 동양에서는 그 모습을 '양(陽)'이라고 불렀다. 태양빛이 비추면 태양빛이 비추는 부분과 그로 인해 그림자가 생기는 부분이 동시에 생긴다. 이 그림자 부분을 '음(陰)'이라고 부른다. 음양은 이렇게 동시적으로 탄생한다. 태양에너지의 양이 점점 많아지기 시작하는 시기는 양(陽) 중의 목(木)과 화(火)이다. 태양에너지의 양이 줄어들기 시작하고 점점 줄어드는 시기는 음(陰)이며 금(金)과 수(水)이다. 그리고 이 변화를 매개하면서 계절이 섞인 토(土)가 있다. 하여 동양에서는 이러한 태양빛의 변화를 목화토금수라 이름 붙였다. 합쳐서 오행이라고 부른다. "오행은 음양이 걸어가는 다섯 가지 걸음"[20]이다. 음양오행은 이렇게 시작되었다.

하루 동안 펼쳐지는 음양오행

　이제 우리는 지구가 태양을 중심에 두고 한 바퀴를 돌면 그것을 1년이라고 하며, 그 1년의 순환을 목·화·토·금·수라 이름 붙일 수 있게 되었다. 『동의보감』의 세계 안에서는 목이라는 단어를 보면 봄철 3개월의 기후변화를 떠올려야 한다. 동시에 봄 동안의 기후변화를 갑목(甲木)·을목(乙木)·인목(寅木)·묘목(寅木)·진토(辰土)[25]로 표현함을 떠올려야 한다. 이와 마찬가지로 지구가 여름의 위치에 들어서면 여름의 기후변화를 병화(丙火)·정화(丁火)·사화(巳火)·오화(午火)·미토(未土)[26]로 이름 붙이고 소통한다. 가을의 기후변화는 경금(庚金)·신금(辛金)·신금(申金)·유금(酉金)·술토(戌土)[27]이며, 겨울의 기후변화는 임수(壬水)·계수(癸水)·자수(子水)·해수(亥水)·축토(丑土)[28]이다.

　하루 동안에도 태양량은 계속 변한다. 해가 떠오르고 태양빛이 많이 비추고 다시 태양빛이 줄어들고 그리고 태양빛은 사라진다. 바로 목·화·토·금·수의 태양량의 변화이다. 태양이 떠오르고 점차 자라나는 아침 무렵의 6시간은 목(木)의 시간이다. 낮 6시간은 화(火)의 시간이다. 태양이 저무는 쪽으로 방향을 잡은 오후 6시간은 금(金)의 시간이다. 그리고 태양이 사라진 밤의 6시간은 수(水)의 시간이다. 목·화·금·수를 매개하는 시간들은 토(土)의 시간이다. 아래〈표 4〉를 참고 태양이 떠오르고 태양량이 점차 많아지는 시간인 목의 시간은 새벽 3시 30분부터 아침 9시 30분까지이다. 아침이 지나고 낮이 되는 09:30분부터 15:30분까지는 화의 시간이다. 태양이 쇠하는 쪽으로 방향이 바뀌는 15:30부터 21:30분까지는 금의 시간이다. 태양빛이 사라진 21:30분부터 다음날의 태양빛이 떠오를 준비를 하는 03:30분까지는 수의 시간이다. 매 목·화·금·수는 4개의 토의 시간으로 연결되어 있다.

시간	목			화			금			수		
시간	03:30 ~05:30	05:30 ~07:30	07:30 ~09:30	09:30 ~11:30	11:30 ~13:30	13:30 ~15:30	15:30 ~17:30	17:30 ~19:30	19:30 ~21:30	21:30 ~23:30	23:30 ~01:30	01:30 ~03:30
음양 오행	인목 (寅木)	묘목 (卯木)	진토 (辰土)	사화 (巳火)	오화 (午火)	미토 (未土)	신금 (申金)	유금 (酉金)	술토 (戌土)	자수 (子水)	해수 (亥水)	축토 (丑土)

〈표 4〉 하루의 지지변화

이처럼 지구에 내리쬐는 태양량의 변화는 목화토금수의 1년의 변화 속에 또다시 하루의 목화토금수로 변한다. 음양오행의 언어들을 이용하여 1년 단위로 변하는 태양량의 변화 속에서 하루 단위로 변하는 태양량의 변화를 구체적으로 말하고 소통할 수 있다. 봄날의 오화 시간의 태양량과 가을의 오화 시간의 태양량은 다르다. 그러니 이 태양량의 차이를 음양오행의 언어를 사용하여 명확하게 알 수 있다. 봄날의 오화 시간에 태어난 사람과 가을의 오화 시간에 태어난 사람은 그 오장육부의 조합이 다른 몸을 가지고 태어난다.

『동의보감』에서는 음양과 목화토금수의 언어를 보편어로 사용한다. 그 언어들을 사용하는 사람들은 태양량의 변화를 서로 알고 소통한다. 그리고 이러한 음양오행의 뜻을 소통하기 위해서는 음양오행의 변화에 대한 체득이 필요하다. 목(木)이라는 언어 속에 담긴 태양량을 피부적으로 체득하는 감각이 필요하다. 화(火)라는 언어와 금(金)·수(水) 그리고 토(土)라는 언어 속에 담긴 태양량을 어느 정도 표상할 수 있는 훈련이 필요하다. 자주 접하는 것이 체득하는 가장 빠른 방법이다.

자신의 오장육부 진단하기

앞서 살펴보았듯이 년·월·일·시는 음양오행의 언어로 환산할 수 있다. 『동의보감』에서 음양오행의 에너지는 고스란히 사람의 몸과 오장육부를 만드는 에너지이다. 예를 들어 목(木)의 에너지를 가진 장기 ^{간·담} 는 봄날의 에너지와 같은 양(陽)의 에너지를 담고 기능하는 장기이다. 하여 목에너지를 가진 장기를 치료할 때 목에너지의 속성을 이용한다. 앞에 '잉태의 시초'에서 보았듯이 사람은 독자적으로 에너지를 생산하여 생명을 유지할 수 있는 상태로 태어난다. 그렇게 사람은 완성된 8개의 에너지로 만들어진 오장육부를 가지게 된다. 『동의보감』에서는 오장육부의 기능이 목화토금수에 기반하고 있으니, 오장육부의 치료 역시 목화토금수의 에너지성을 활용한다.

음양오행의 언어로 말하면, 지구에 사는 한 사람은 음양오행 중 8개의 에너지를 가지고 자신이 사는 그 시간대에 펼쳐진 음양오행의 8개의 에너지와 서로 관계를 맺는 것이 삶이다. 예를 들어보면 1970년 9월 5일 새벽 5시에 태어난 사람이 2023년 2월 25일 오후 2시를 살 때 그 환경의 에너지를 음양오행으로 바꾸면 다음과 같다. _{아래의 표 참조}

● 1970년 9월 5일 새벽 5시에 태어난 사람

시	일	월	년
갑甲	무戊	갑甲	경庚
인寅	자子	신申	술戌

● 2023년 2월 25일 오후 2시의 환경

시	일	월	년
신辛	갑甲	갑甲	계癸
미未	인寅	인寅	묘卯

1970년 9월 5일 새벽에 태어난 사람은 현재 지금 이 순간의 년 · 월 · 일 · 시의 에너지를 경험한다. 그날의 음양오행의 에너지는 그 사람을 둘러싼 환경의 에너지가 되어 서로 교류하고 섞인다. 에너지들이 서로 섞이면 그 존재는 섞여 들어오는 에너지로 인해서 매번 다른 존재가 되어간다. 한 사람의 8개 에너지와 봄의 어느 한 시점의 8개 에너지는 서로 긴밀하게 섞여 든다. 그 결과로 같은 사람이지만 새로운 에너지를 받아들인 사람으로 변화한다. 매 순간 새로운 사람이 만들어진다고 볼 수 있다. 자신의 오장육부의 에너지배치를 알고 싶으면 만세력에 자신의 생년월시를 넣어보면 연월일시가 음양오행의 언어로 환산되어 나온다.

이처럼 음양오행의 세계 속에서 사람이란 고정된 하나의 독립존재가 아니다. 매 순간 펼쳐지는 기운과 서로 섞이면서 새로운 존재로 생생하게 변화하는 존재이다. 이런 새로운 해석의 관점이 음양오행의 세계 속에서 가능하다.

‘음양오행'은 자신과 세계를 보는 하나의 해석틀이다. 우리 현대인들의 행운 중 하나는 현대의학과 과학이라는 해석틀로 자신을 들여다볼 수 있다는 점과 동시에 음양오행의 언어로도 자신을 해석할 수 있다는 점이다. 자신이라는 존재와 자신의 병을 알아갈 때 한 가지 기준만 있어야 하는 것은 아니다. 삶에서 이러저러한 어려움을 만났을 때 해결의 길을 열기가 참 쉽지 않다. 바로 이런 순간 자기 삶을 해석하는 여러 해석체계를 알고 있다면, 이것들을 종합하여 자신을 돌아볼 때 삶의 어려움은 반드시 어려움만으로 자리하지 않을 수 있다. 어려움은 더 나은 자신을 만드는 재료가 되기도 하고, 지금 찾아온 병증은 자신을 새로운 건강으로 나아가게 하는 도약대가 되기도 한다.

오장은 음(陰)이고
육부는 양(陽)이다

　오장육부(五臟六腑)는 오장과 육부를 합친 말이다. 오장은 다섯 개의 장을 뜻하고 육부는 여섯 개의 부(腑)를 가리킨다.

　"『내경』에, '사람의 장부의 음양을 말하자면, 오장은 음이고 육부는 양이다. 간·심·비·폐·신의 오장은 모두 음이고, 담·위·소장·대장·방광·삼초의 육부는 모두 양이다'라 하였다."

(p388, 허준 지음, 『동의보감』, 법인문화사)

　서양의학에서는 오장육부의 모양과 세포 전변 등을 주로 다루기 때문에 오장과 육부의 음양을 굳이 나눌 필요가 없다. 서양의학에서는 오장육부의 형태에서 세포 변화가 보이느냐 안 보이느냐와 오장육부가 그 고유 기능이 잘 하느냐 아니냐를 기준으로 건강함과 병증을 나눈다. 세포가 변하면 그 부분은 가능하면 작을 때 떼어내고 다시 세포변화가 오지 않도록 항암치료나, 표적 치료 등의 약물과 방사선 치료를 한다.

하지만 동양의학에서는 오장과 육부의 기능을 음과 양으로 구분한다. 그리고 음과 양을 기준으로 그에 따라 치료법을 구성한다. 음과 양이 다르듯이 오장을 치료하는 방법과 육부를 치료하는 방법이 다르다. 오장은 음의 에너지를 속성으로 한다. 육부에 비해서는 움직임이 없는 장기이면서 오장이 잘 기능하도록 에너지를 담고 있는 장기로 본다. 오장은 정기(精氣)를 저장하는 것이 우선이다. 〈2장〉 참조

오장은 태어날 때 타고난 원기와 태어나 살면서 먹고 움직여서 얻은 에너지를 잘 결합하여 저장한다. 오장이 담고 있는 정(精)에서 정신작용과 기혈작용이 오장의 기능을 동의보감에서 기혈작용이라고 말한다. 일어난다. 오장의 '臟'자는 月(육달 · 월)자와 藏(감출 · 장)자'가 결합한 모습이다. 藏자에는 '감추다.'라는 뜻이 들어 있다. 藏자는 피부 속에 감춰져 있는 장기들을 가리킨다. 오장은 정을 잘 간직하였다가 자신의 짝인 양의 에너지를 가진 육부가 원활하게 활동하도록 에너지를 공급한다. 음(陰)인 오장에게는 양(陽)의 속성을 가진 육부가 짝을 이룬다.

음	간	심장	비장	폐	신장	심포(형태는 없고 경락은 있는 장부)
양	담	소장	위장	대장	방광	삼초(형태는 없고 경락은 있는 장부)

〈표 5〉 오장육부와 음양

오장이 간직한 정(精)은 음으로써 양인 움직임을 시작하게 한다. 정기라고 부르는 것은 정(精)에 바탕하여 움직임인 기(氣)가 활동한다는 뜻이다. 〈2장〉 참조 정(精)이란 기(氣), 즉 에너지로 바뀌어서 사람이 외부존재와

자신을 지각하고 감각하도록 하는 생리작용을 만드는 에너지의 원천이다. 오장의 정에서 사람의 생리작용과 지각작용이 시작되는 것을 '화생(化生)'한다고 표현한다. 〈2장〉에서 구체적으로 살펴볼 예정

　서양의학의 시선으로 볼 때 정신작용은 온전히 뇌의 생리작용으로 정신과에서 다루어야 하는 분야이다. 하지만 동양의학의 시선에서는 오장육부가 정을 잘 간직하고 자신의 생리작용을 충실하다는 의미 속에, 각 오장에 해당하는 정신작용 역시도 원활하다는 뜻이 들어 있다. 정신과 몸은 서로 긴밀하며 통합적이다. 서양의학의 시선에서 정신과 감정적인 어려움이 생겼을 때 그 치료는 상담이나 약으로만 가능하다. 동의보감의 세계에서는 오장, 즉 몸을 잘 돌보는 것으로 정신과 감정을 조절하고 치료할 수 있다.

눈·코·입·귀,
오장의 건강성을 드러내는 구멍들

오장은 자신의 것이긴 하지만 스스로 자기 오장의 상태를 아는 것은 매우 어렵다. 하지만 『동의보감』에서는 오장의 건강성을 자신의 외형, 즉 자신의 몸에 있는 구멍들이 알려주고 있다고 말한다. 오장의 생리작용이 원활하면, 몸 밖의 아홉 개의 구멍이 자기 역할을 잘한다. 아홉 개의 구멍을 구규라고 부르는데, 눈 2개·콧구멍 2개·입 1개·귀 2개·생식기와 항문이다.

우리 몸의 구멍들은 몸이 외부 세계와 만나는 첫 지점이다. 몸이 외부세계를 감각하는 감각기관이다. 눈은 보는 기관인데, 눈이 사물을 잘 볼 수 있으려면 간이 간직한 정이 조화로워야 한다. 입은 입안으로 들어오는 음식물들을 잘 씹어서 위장으로 내려 보내는 역할을 하는데, 이 기능을 잘하기 위해서는 비(脾)가 간직한 정이 건강해야 한다. 입 안에는 혀가 있는데, 이 혀가 각 음식의 맛을 구분한다. 다섯가지 맛의 구분 심장에 간직된 정이 정미로울 때 혀는 오미를 잘 구분할 수 있다. 코는 숨을 마시고 내쉬는 기관이다. 또 코는 냄새를 구분하는 기능을 한다. 이 기능을 잘하기 위해서는 폐가 간직한 정이 정미로워야 한다. 소리는 귀로 듣고 뇌로 전달한다. 이 소리를 잘 구별하여 들을 수 있는 것은 바로 신장이 간직한 정이 정미로울 때이다.

『동의보감』에서는 오장이 몸 안에 있으면서 위에 얼굴에 있는 칠규를 거느린다고 표현한다. 오장이 칠규의 기능을 결정한다는 뜻이다. 이 말을 뒤집어 보면 칠규가 자신의 기능을 원활하게 수행할 때의 오장이 정을 잘 간직하고 있기에 건강하다는 뜻이다.

오장이 간직한 정이 충만하고 정미롭지 못하면, 보고 · 듣고 · 맛보고 · 숨쉬고 · 냄새 맡고 · 말하고 · 행동하는 것이 원활하지 않다. 여기에 자신이 처한 상황을 있는 그대로 온전히 인식하지 못한다. 앞의 '기의 성쇠'에서 살펴보았듯 사람이 40대 중반을 넘어서면 몸 안에 간직된 정의 양이 줄어든다. 이것을 가장 먼저 알려주는 것이 바로 칠규이다. 오장에 간직된 정이 줄어들면 육부의 기능도 그 작용이 원활하지 못하게 된다.

이러한 관점으로 보기에 동양의학에서는 몸에 나타나는 칠규의 기능변화 작은 조짐들로 오장의 기능을 알 수 있는 길이 열린다. 먼저 칠규의 기능 변화를 스스로 조금만 신경 쓴다면 칠규의 변화에 따라 자신의 오장의 건강함을 스스로 알아볼 수 있다. 눈에 보이지 않는 오장과 육부는 자신들의 건강성을 몸 밖의 칠규와 자신의 정신작용과 감정으로 매 순간 알려준다. 이것을 읽어낼 스스로의 감각이 있느냐 없느냐에 따라서 몸이 말하는 오장육부의 소리를 들을 수 있느냐 없느냐가 결정된다.

● 五臟六腑의 기능

오행	목	화	토	금	수
장臟	간肝	심心	비脾	폐肺	신腎
기능 및 특징	將軍之官 장군 지관 肝主疏泄 간 주 소 설 肝藏血 간 장 혈 肝主筋 간 주 근	君主之官 군주 지관 心主血脈 심 주 혈맥 心主神志 심 주 신 지 心主汗液 심 주 한액	諫議之官 간 의 지 관 倉廩之官 창름 지 관 後天之本 후천 지 본 脾主運化 비 주 운 화 脾通血 비 통 혈 脾主濕 비 주 습 脾主昇 비 주 승 脾主四肢· 비 주 사지 肌肉 기 육	肺主相傅之官 폐 주 상 부 지 관 肺主治節 폐 주 지 철 肺主氣 폐 주 기 肺主宣發 폐 주 선 발 肺主肅降 폐 주 숙 강 肺主通調水道 폐 주 통 조 수 도 肺朝百脈 폐 조 백 맥 肺主皮毛 폐 주 피 모	先天之本 선천 지 본 作强之官 작 강 지 관 封藏之官 봉 장 지 관 腎藏精 신 장 정 腎主水 신 주 수 腎主納氣 신 주 납 기 腎生髓 신 생 수 腎主骨 신 주 골
기氣	風 풍	暑/火 서 화	濕 습	燥 조	寒 한
신神	魂 혼	神 신	意 의	魄 백	志 지
지志, 정情	怒 노	喜 희	思 사	悲/憂 비 우	恐 공
체體	筋 근	脈 맥	肉 육	皮 피	骨 골
규竅	目 목	舌 설	口 구	鼻 비	耳/二陰 이 이음
화華	爪 조	面 면	脣 순	毛 모	髮 발
성聲	呼 호	笑 소	歌 가	哭 곡	呻 신
변變	握 악	憂 우	噦(새소리·얼. 해 천천히가는 모 양·해)	欬 해	慄 율
액液	淚 누	汗 한	涎 연	涕 체	唾 타

륜輪	風輪 풍륜	血輪 혈륜	肉輪 육륜	氣輪 기 륜	水輪 수 륜
합合	筋節 근절	血脈 혈맥	肌肉 기 육	皮毛 피모	骨髓 골수
부腑	膽 담	小腸 소 장	胃 위	大腸 대장	膀胱 방광
기능	中正之官 중 정 지 관 膽主決斷 담 주 결단 膽氣主升 담 기 주 승	受盛之官 수 성 지 관 小腸主化物 소 장 주 화 물 泌別淸濁 비 별 청탁	胃主降 위 주 강 胃主納 위 주 납	傳道之官 전 도 지 관 糟粕傳送 조 박 전송	州道之官 주 도 지 관 水液貯藏 수액 저장 膀胱排泄 방광 배설

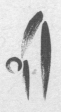

2장

동의보감 요가의 기초

정(精)·기(氣)·신(神)의
순환에 집중하라

정(精),
몸보다 먼저 생긴 에너지

사람의 몸에서 가장 작은 단위는 세포이다. 독립적으로 자기 기능을 하는 세포를 진핵세포라고 부른다. 세포는 스스로 에너지를 생성하며 활동하고 자손 _{자기복제} 을 남길 수 있는 생명체의 가장 기본적인 단위이다. 세포막이라는 테두리의 경계면으로 자신과 외부가 구분되고 세포 안은 세포액으로 채워져 있다.

바로 이 세포액 및 세포와 세포사이의 모든 물을 『동의보감』에서는 '정(精)'이라고 부른다. 지구 위의 모든 생명들은 정(精)을 그 내용물로 하는 진핵세포들이 모여서 조직을 만들고, 그 조직들이 모여서 기관이 되고, 기관들이 모여서 오장육부가 된다.

정은 그 에너지성이 수(水)이다. 〈7장〉 참조 모든 정(精)과 수(水)는 움직임이 부여되어야만 살 수 있다. 움직인다는 것은 화(火) 〈4장〉 참조 의 에너지성이다. 수(水)인 정(精)에 화(火)인 움직임이 결합되어 세포는 비로소 살아있는 생명이 된다. 사람은 이러한 수(水)와 화(火)의 결합으로 만들어진 수조개의 세포들의 총합체이다. 세포액은 정(精)이니, 사람 몸은 바로 이 정(精)으로부터 시작된다.

부모님의 몸과 정신의 가장 근본물질인 '신(神)' <1장> 참조 이 합쳐져서 하나의 수정란이 만들어지고, 수정란의 수없는 분열로 몸의 각 부위들이 생긴다. 하나의 몸은 각각의 부위들의 총합이다. 그리고 몸의 각 부위들은 모두 정으로 채워진 세포들이 가장 작은 단위이다. 탄생과 함께 만들어진 몸 안에 담긴 정을 『동의보감』에서는 '선천지정(先天之精)'이라고 부른다. 부모님의 가장 좋은 본질을 농축하여 이어받은 정(精)이다.

사람의 몸은 대략 70%가 수분이다. 몸의 각 부분들 속의 수분들은 서로 다른 기능들을 수행하는 '정(精)'들이다. 정은 몸의 어느 부분에 위치하느냐에 따라 그 역할과 기능이 달라진다. 정은 세포액 진액 이 되고, 세포 밖에 있는 세포외액 진액 이 되고, 산소를 탑재한 혈액이 되며, 호르몬이 되고 효소가 된다. 몸의 중요한 에너지원인 포도당이 녹아 있고, 각 장기가 자기 역할을 하도록 연락하는 호르몬과 효소 등을 만들 수 있는 단백질이 녹아 있다. 살과 근육을 만드는 지방과 단백질, 결합단백질인 콜라겐 등등이 녹아 있다. 세포액에 결합단백질인 콜라겐이 붙고 거기에 좀 더 많은 에너지(火)를 공급하여 굳히면 딱딱한 뼈가 된다. 뼈의 밖은 딱딱하지만 그 안은 세포액을 채운 세포들이 있기에 부드럽다. 이 부드러운 부분이 뼈 안의 골수인데, 이 골수가 바로 정(精)의 가장 정미로운 형태가 농축된 것이다.

사람이 먹는 음식물들도 모두 가장 작은 최소단위로 쪼개면 세포들이다. 이 세포들도 역시나 정으로 채워져 있다. 하여 사람은 다른 생명의 정을 먹어서 자신의 정을 채운다. 다른 생명의 정이 그것을 먹은 생명의 정으로 재탄생되는 것이 동적평형이며 먹이 사슬이다. 그중 가장 정미로운 것이 오곡의 진액이다. '정미롭다'는 말은 음양의 균형이 맞는 음식에게 붙인다. 오곡은 담담(淡淡)한 음식이다. '담(淡)'의 글자를 보면 부수인 수(水)와 화 2개가 균형을 이룬 형상이다. 오곡을 먹어보면 특별한 강렬한 맛은 없다. 그저 매일 맛보던 담담하고 평온한 맛 끝에 약간 단맛이 돈다. 이런 맛이 담담한 맛이며 정미로운 맛이다.

오곡은 사람의 몸으로 들어오면 탄수화물 더 분해되면 포도당 과 약간의 지방, 그리고 미네랄 등으로 분해된다. 약간의 지방은 몸 안으로 들어가 소화·흡수되어 지방산과 글리세롤이 되는데, 그 구성 원자는 포도당과 같다. 포도당과 지방은 같은 원자들 C(탄소)·O(산소)·H(수소) 로 만들어진다. 단지 그 원자들의 개수가 다르고 결합방식이 달라지면서 포도당과 지방으로 구별된다. 쌀로 밥을 해보면 밥에 윤기가 차르르 흐른다. 바로 이 윤기가 지방산이다. 윤기는 질 좋은 수분과 기름기가 합쳐진 모양이며, 그 맛은 담담하다.

이와 같은 질 좋은 수분을 바탕으로 거기에 윤기 있는 질 좋은 기름이 잘 녹아 농축된 것이 지고(脂膏)[29]이다. 골수의 주요 성분을 지고(脂膏)라고 부른다. 사람의 몸도 질 좋은 지고로 만들어지면 윤기가 차르르 흐르는 담담한 외형이 된다. 이러한 지고(脂膏)는 몸 안으로 흡수되어 뼈와 살을 만든다. 뇌로 올라가서 뇌의 정수인 뇌수가 되고 생식기관으로 내려가서 자신의 후손이 될 정자나 난자의 구성성분이 된다. 또한 담담한 재료로 몸 안에서 만들어진 지고는 사람의 정신을 편안하게 안정시키는 작용을 한다.

더불어 정(精)은 세포막을 만드는 중요한 재료이다. 세포의 막을 만드는 인지질[30] 아래 〈그림 3〉 참조 은 머리 쪽은 물에 친하고 친수성 다리 쪽은 물에 친하지 않는 성분 소수성 지방산 꼬리 으로 만들어진다. 이런 인지질이 서로 꼬리를 마주 대한 2층 구조가 세포막의 구조이다. 세포막을 사이에 두고 세포

밖의 정과 세포 안의 정이 친수성 머리와 맞닿아 있다.

　오장육부를 구성하는 세포들은 각기 자기 소속에 _{간세포, 위세포, 심장세포 등} 따라 다른 신호를 받아들인다. 이 신호들은 세포막을 통과하여 세포 안으로 들어가 연락을 전달한다. 세포들은 이 연락을 받아들여 자기 역할을 수행한다. 동시에 자기 옆의 세포가 하는 일을 보면서 자기 기능을 보다 정확하게 알고 수행한다. 세포가 연락 신호를 잘 받아들이고 옆 세포의 활동을 읽어내는 기능의 핵심은 세포막에 있다. 담담한 정으로 만들어진 세포막은 유연하면서 옆 세포와 호응을 잘한다.

　여기에 세포는 자기가 활동할 에너지를 스스로 생산하는데, 세포 안의 소기관인 '미토콘드리아'에서 그 일을 한다. 미토콘드리아에 산소와 포도당이 원활하게 공급되면 세포는 ATP라는 에너지를 풍부하게 생산하고 이산화탄소와 물을 노폐물로 내놓는다. _{5장에 구체적인 과정이 있다} 세포가 생산한 에너지, 또 에너지 생성 후 만들어진 노폐물 등의 모든 물질들은 세포막을 통하여 출입한다.

　이와 같은 세포들의 스스로 인지하는 자신의 역할, 즉 아무도 가르쳐주지 않아도 스스로 알아서 수행하는 역할을 세포의 인식능력 _{세포지성} 이라 부른다. 이런 인식능력에 바탕하여 자기 역할을 잘하는 세포가 건강한 세포이다. 세포들도 분위기 파악을 잘하는 센스가 있어야 한다. 세포는 자기 옆에 이웃한 세포의 활동을 보면서 자기도 그 흐름에 맞추는 방식으로 활동한다.

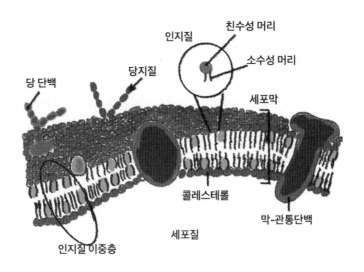

친수성 머리

인지질

소수성 머리

당지질

당 단백

세포막

콜레스테롤

막-관통단백

세포질

인지질 이중층

〈그림 3〉 세포막의 구조

세포들의 이러한 인식능력은 세포막에 달려 있다. 세포막이 질 좋은 정
미로운 정으로 만들어지면 그 능력들을 십분 발휘할 수 있다. 세포막이 탁
한 정으로 질 나쁜 기름으로 만들어진 정 재탄생되는 일이 잦아지면, 세포는 유연
성이 사라지고 딱딱해지면서 인식능력이 떨어진다. 사람의 몸은 입 안으
로 들어온 음식에 대한 선악분별 따위는 하지 않는다. 들어온 음식을 분해
하여 분자단위로 만들어 다시 재결합하여 몸의 여러 부분에서 사용할 뿐
이다. 질이 좋지 않은 기름이 들어와도 몸은 그 기름을 분해해서 세포막의
인지질로 재구성하여 사용한다.

질 나쁜 기름으로 만들어진 세포막은 연락을 잘 받지 못할 뿐만 아니라
옆 세포가 무슨 일을 하는지 그 민감도도 떨어진다. 세포막의 질이 나빠지
면 물질출입이 어려워서 에너지를 생산할 재료를 잘 공급받지 못하게 된다.

이렇게 되면 스스로 생산하는 에너지의 양도 줄어든다. 결국 몸의 각 부분들은 정의 상태로 자신들의 기능을 잘 할 수 있는지 없는지가 결정된다. 정이 몸을 지속적으로 갱신하고 있다. 사람이 무엇을 먹든 우리가 먹은 음식이 몸 안에서 정(精)이 되고, 이 정(精)이 내 오장육부의 세포가 되고 내 몸이 되어 매 순간 나의 몸을 바꾼다. 〈1장〉 참조 내가 먹은 음식이 다음 순간의 나이다.

오늘 겪은 음식·감정·경험으로
만들어지는 정(精)

사람은 정으로 태어나서 살아가면서 정을 써서 먹고 소화시켜서 정을 보충한다. 선천의 정을 담고 태어나서 후천적으로 먹어서 쓴 정을 보충하며 산다. 소모된 정을 보충하기 위해서 사람에게는 오장육부가 필요하다.

사람이 정을 생산할 때 생각할 점이 한 가지 더 있다. 사람은 음식물을 먹는 그 모든 순간까지를 섭취한다. 그 순간의 날씨, 관계, 자신에게 일어난 사건, 먹는 순간의 자신의 감정 그리고 순간순간의 경험 등등을 함께 먹어서 소화시킨다. 이렇게 소화된 정을 흡수하여 다시 자신의 정을 만든다.

사람은 항상 자기 주변의 기(氣)의 변화를 인식하면서 동시에 섭취하고 있다. 때문에 음식과 관계와 기운들은 그날 만들어지는 세포 또는 그날 수리되는 세포막 혹은 그날 만들어지는 단백질, 호르몬, 효소 등에 고스란히 실린다. 예를 들어 간세포가 재생되는 기간인 3개월에서 1년에 이르는 동안 매우 부정적인 감정에 시달리고 일상이 피로했다면, 간은 그 부정성과 피로를 담은 세포로 채워진다. 부정성과 피로를 담은 간세포로 일상을 살아가게 되면 먼저 부정적인 생각부터 떠오르고, 별일도 하지 않았는데 피로가 쉽게 찾아오는 몸이 된다.

만약 자신의 삶을 이전과 다르게 살고 싶다면 자신의 일상을 약 3~4개월 정도 긍정적이고 능동적으로 살아보아야 한다. 그 시간 동안 간은 긍정성과 능동성을 담은 세포들로 재생된다. 이렇게 되면 간은 능동성을 담은 유연한 조직으로 재탄생한다. 간세포가 부정적인 마음과 피로감을 담고 있을 때는 능동적이고 긍정적인 일상으로 바꾸려 할 때마다 곧 하기 싫어진다. 부정적이고 하기 싫은 속에서도 자기 일상의 시간들을 긍정적이고 능동적인 시간들로 계속 만들어가다 보면 그 시간만큼 변하고자 하는 사람의 간세포는 긍정성을 담고 새로 태어난다.

이 시간들이 3~4개월 쌓여야, 그제야 부정적인 마음이 생겨났다가도 곧 긍정적인 마음으로 바꾸는 힘이 생긴다. 그리고 이 힘을 스스로 느낄 수 있다. 이처럼 긍정적이고 능동적 시간들을 보낼 때 만들어지는 세포와 부정적이고 고통에 차 있을 때 만들어지는 세포는 모두 그 감정들을 싣고 몸의 부분 부분들로 바뀐다. 그 부분들이 내 몸의 간·심·비·폐·신 등을 구성하고 그 조직의 역할을 수행하면서 정신작용을 만든다. 자신을 중심으로 자신에게 벌어지는 모든 유형과 무형의 일들은 고스란히 내 몸이 된다. 앞에서 말한 자연은 음양오행의 언어로 환산되어 음양오행의 에너지를 가진 사람에게 섞여든다는 것이 이것이다.

정을 먹어서 몸의 각 부위를 기능하게 하니, 이것이 정이 기(氣)를 길러 주는 것이다. 또한 오장육부가 정을 소화시켜 다시 정을 만들고 그 정으로 오장육부가 자기 역할을 하는 것이 기의 활동이다. 이처럼 "정(精)과 기(氣)는 서로 길러주어, 기(氣)가 모이면 정이 그득하게 되고, 정이 그득하면 기가 왕성해진다. 매일 먹는 음식의 좋은 것이 정(精)으로 되기 때문에 그 글자의 구성이 '미(米)'와 '청(靑)'을 합쳐서 '정(精)' 자를 만든 것이다."[31]
정(精)으로 만들어지고 기(氣)로 그 생명을 유지하는 사람이 다시 정과 기의 활동으로 정을 보충하고, 이후 살아가면서 정을 쓰고 있다.

정과 기는 그중 하나만으로는 기능할 수 없다. 정은 기(氣) 움직임 가 없으면 고정되어 썩어버린다. 모든 살아 있는 것들은 고정된 듯이 보이지만 그 고정됨을 유지하기 위한 활동 기(氣) 이 지속된다. 기는 정이 없으면 형체를 구성할 수 없다. 움직일 원재료 없으니 어떤 움직임도 생겨날 수 없다. 정은 기로 유지되고, 기는 정을 기반으로 활동한다. 이것이 바로 정과 기가 서로 길러주는 것이다.

이처럼 정과 기가 서로 서로를 길러준 결과가 매일매일의 자신의 몸이다. 정(精)에서 기(氣)로 다시 기(氣)에서 정(精)으로 끝없이 순환으로 사람이 살아간다. 오늘의 음식과 경험과 관계와 기운들이 기(氣)이며, 이 기는 몸 안으로 들어와 정(精)이 된다. 이 정을 써서 사람은 일상을 산다. 그러니 오늘을 산 자신의 일상이 내일 자신의 일상을 만든다. 혹시 자신의 미래가 어떤 삶일지 궁금하다면 오늘 자신의 삶을 보면 된다. 만약 미래의 자신의 삶이 달라지기를 바란다면, 그 방향성을 설정하고 오늘부터 그 방향을 향하여 일상을 조금씩 조절하며 살아가야 한다. 오늘의 삶이 내일을 결정한다는 너무도 자명한 사실이다.

『동의보감』의 가장 중요한 주제 중의 하나는 바로 '정을 아끼는 삶은 어떤 것이냐'이다. 정을 아끼는 삶이란 오장에 정이 잘 간직되도록 사는 것이다. 오장에 정이 잘 간직되기 위해서는 먼저 질 좋은 정의 재료를 잘 소화시켜서 몸에 필요한 부분에 공급해야 한다. 또 자신이 처한 상황과 관계와 감정도 잘 소화시켜서 정신을 안정시켜야 한다. 이후로 살펴보겠지만 감정은 정을 소모시켜서 유지하는 상태이다. 그러니 감정은 정을 소모시켜서 사람에게 유지되는 무형의 것이다. 부정적이고 무기력한 감정과 상태는 정을 더욱 많이 소모시킨다.

정을 잘 보존하면서 소중하게 사용하는 삶은 그리 간단한 일이 아니다. 몸의 각 기관의 세포들의 재생기간 동안을 정을 아끼는 일상으로 살아내야만 가능하다. 몸은 결심한 순간 딱 바로 바뀌는 그런 것이 아니다. 변하기로 결심하고 바꿔 보려 할 때마다, 과거의 일상에서 만들어진 몸의 세포들이 변화를 거부한다. 자꾸 과거에 살던 일상으로 회귀하려 하기 때문이다. 몸은 새 결심을 담은 세포와 과거를 담은 세포들이 서로 매 순간 갈등하며 힘싸움이 일어나는 격전장이기도 하다.

하여 새로운 결심을 담은 새로운 일상들이 조금씩 조금씩 모이고 쌓이면서 점차적으로 다른 일상들로 서서히 바뀌어 간다. '새로운 일상'은 자신이 되고자 하는 방향을 버리지 않고 매 순간 지속하는 실천의 시간을 보낸 후의 결과이다. 또 그 시간 동안 과거의 몸과 힘겨루기를 하며 조금씩 변화되어 어느 순간 만나게 되는 결과이다. 새 결심은 항상 흔들릴 수밖에 없다. 과거의 자신이 현재의 자신의 삶을 끊임없이 간섭하기 때문이다. 어제의 내가 오늘의 나를 매 순간 결정하고 있다.

탐욕과 감정으로 정은 소모된다

몸은 정으로 만들어지고, 정에서 기로 전환된 에너지로 그 몸을 유지한다. 몸의 정의 총량이 줄어드는 것이 마르는 것이고, 몸의 정의 총량이 자신의 필요 에너지보다 많은 것이 살찐 것이다. 몸의 기능들은 정에서 기로 전환되는 에너지로 인해 매 순간 그 기능들의 충실함이 결정된다.

그러니 몸이란 사람의 생각만으로 그 형태를 딱 만들어낼 수 있는 그 어떤 것이 아니다. 몸은 언제나 매초 매시간 매일 자기 자신에게 신호와 느낌을 보내고 있다. 몸이 보내는 신호를 알아듣고 그에 따라서 자신의 정을 조절하는 일상을 만들어가는 사람이 있다. 그 사람은 자신을 스스로 돌보는 사람이다. 이런 사람을 아주 오래전부터 '양생(養生)하는 사람'이라고 불렀다. 자신의 정을 조절하려는 사람은 그 누구보다 자신을 스스로 배려하는 사람이다. 자신을 배려할 수 있는 일상을 개발한 자, 그가 바로 '자기 배려의 사람'이며 '양생의 사람'이다.

생명의 씨앗이자 본체인 정(精). 정은 남에게 베풀면 사람을 낳는다. 부모님이 우리를 낳아주신 원리이다. 정은 식물에게는 씨앗이고, 동물에게는 자손이다. 그리고 앞서 살펴보았듯이 이 정이 내 몸을 기능하도록 하는 원천의 에너지이니 나에게 베풀면 나를 살린다.

하지만 대체로 사람들은 자신의 정을 소모하며 산다. 아니 정이 소모된다는 생각을 못하면서 정을 소모하며 산다. 앞서 보았듯이 정은 세포액이고 진액이고 혈액이며 뼈이며 뇌수이다. 사람이 일상을 살면서 보고, 듣고, 말하고, 몸을 움직이는 모든 것이 정이 기로 전환되면서 일어나는 일이다. 그러니 정은 살아 있다면 매 순간마다 소모될 수밖에 없다. 사람들이 매일 사는 일상의 아주 작은 활동들부터 해야만 하는 많은 일들까지 모두 몸 안에 저장된 정을 쓰는 과정이다.

정은 이처럼 쓸 수밖에 없다. 문제는 정을 쓰는 일 중에서 정을 가장 많이 소모하는 것이 있는데, 바로 '탐욕과 감정'이다. 사람들은 누구나 자신이 중요시하는 기준들이 있다. 또 스스로 어떤 상황일 때 행복하다고 전제해놓은 정해진 행복이 있다. 이 행복한 상태로 가려는 사람의 마음을 '욕망'이라고 부른다. 욕망이란 한 개인이 자신의 목적한 바대로 살고자 하는 마음의 충동이다.

이 욕망이 실현되느냐, 혹은 좌절되느냐, 또 욕망의 실현되는 지점마다 감정은 생겨난다. 허니 욕망이 나를 살게 하고 나를 즐겁게 하고 나를 편안하게 하며 나를 만족하게 한다. 욕망은 또한 사람을 좌절하게 하고 실망하게 하며 불안하게 한다. 욕망은 자신 안에 저장한 정을 써서 자신이 생각한 무형의 하고자 하는 바를 자기 현실 앞에 유형으로 만들어내는 정신 작용이다. 욕망을 실현하려면 많은 모색과 생각이 필요하다. 또 욕망을 실현할 수 있는 실력이 반드시 필요하다. 욕망을 실현하기 위한 실력을 쌓는 과정을 '공부(工夫)[32]'라 부른다.

정을 매우 많이 소모하는 일은 한번 실현된 욕망이 그다음 욕망을 향해 또다시 달리는 상황에서 생긴다. 한번 실현된 욕망은 그다음 더 큰 욕망이 되어 그 목표를 향해 달리려는 마음을 만든다. 이렇게 욕망을 향하여 달리고 또 달릴 때, 자신을 그렇게 만드는 그 욕망은 이제 탐욕이다. 욕망이 실현되면 다음 욕망이 기다리고, 욕망이 좌절되면 그 좌절로 인해서 수많은 감정이 생겨나니 이렇게 해도 저렇게 해도 정은 계속 소모될 뿐이다. 이 과정에서 사람은 정이 소모되는 줄도 모르고 정을 마구 소모하며 산다.

이런 이유로 자신의 욕망을 실현시키는 과정에서 자신 안의 에너지인 정(精)을 사용하고 있음을 아는 정신작용이 필요하다. 자신의 정(精)이 좌절된 욕망과 욕심, 그리고 더욱 커지는 욕망으로 자신도 알지 못하는 사이에 많이 소모되고 있다. 욕망을 실현하고자 매일을 열심히 산 자신의 몸은 끊임없이 정이 줄어든 몸의 상태에 대한 메시지를 자신에게 보낸다.

몸이 보낸 메시지는 알아들을 귀를 가진 사람에게만 도달할 수 있다. 허니 이 메시지를 듣기 위한 시간이 필요하다. 사람은 누구나 자신의 삶과 욕망을 실현하고자 노력할 때 자신의 상황을 돌이켜 보아야 한다. 이 돌이켜 보는 시간을 통해 자신의 정을 쓸데없이 소모하고 있는 것은 아닌지 스스로에게 물어보는 시간이 필요하다. 하루 중 자신을 돌이켜 볼 시간이 있다면 바로 이 시간을 통해 자신의 몸의 메시지를 느껴볼 수 있다. 몸이 자신에게 보내는 그 느낌이 지표이다. 더불어 자신을 돌이켜 보기 위해서는 몇 가지의 도구가 필요하다. 앎을 통해 자신을 돌아볼 수 있다. 몸을 위한 움직임을 통해서 또한 자신을 돌아볼 수 있다. 이 책에서는 동의보감요가를 스스로 연마하면서 자신을 돌이켜보기를 권한다.

감정은 자신과 외부 세계의 모든 사건 · 사람 · 상황 · 관계들 속에서 생겨난다. 그리고 자기 자신이 자신과 맺는 관계 속에서도 생겨나는 것이 감정이다. 문제는 이러한 감정이 정을 많이 소모시킨다는 것이다. 무형의 감정을 자신 안에서 마치 형태가 있는 것처럼 느끼려면 에너지가 많이 공급되어야 한다. 자신과 만나는 수많은 관계와 기운들 속에서 생겨나는 감정과 생각들이 또한 내가 알지 못하고 정을 소모시키는 일들이다. 때문에 『동의보감』에서는 바로 감정이 병을 만드는 주요한 원인이라고 말하며, 칠정상(七情傷)[33]이라고 부른다.

생각을 많이 하면 정신이 피로해진다. 걱정을 많이 하면 에너지 소모가 커져서 지치게 된다. 욕심을 계속 내고 일을 많이 하면 몸이 상한다. 이런 상태가 되면 오장이 자기 기능을 하기 어렵다. 오장이 자기 기능을 제대로 못하게 되니 먹은 음식으로 질 좋은 에너지를 추출하기 어렵다. 근심을 많이 하면 마음이 두려워지고 즐거움이 지나쳐 쾌락을 추구하면 기가 흩어진다. 그에 따라 정이 소모되니, 너무 감정에 몰입하게 되면 오장육부가 병든다. 이것이 칠정상이다.

사람은 자신의 삶에서 몇 가지의 중요한 기준들을 가지게 되는데, 이러한 것들의 총합을 『동의보감』에서는 '신(神)'이라고 부른다. 즉 자신의 가치관이며 자신의 일상을 구성하고 살아가는 방향성이다. 자신의 행복을 규정하고 추구하는 방향이기도 하다. 자신이 설정한 그 방향성을 실현하고자 너무 많은 생각과 모색을 하게 되면, 이 과정에서 정이 소모되어 자신의 가치관을 그대로 주욱 밀고 나갈 정 에너지 이 부족해진다. 자신의 욕망이 실현되어 너무 즐겁고 기쁜 상태를 지속하려 할 때도 정은 또한 많이 소모된다. 이 상태에서 몸은 교감신경[34]의 항진을 맞이한다. 실현된 욕망으로 생겨난 기쁨의 감정은 만족으로 전환될 때, 올라간 교감신경은 부교감신경의 조절을 받아 정의 소모를 줄인다. 만족은 몸을 편안하게 한다.

몸에 정이 부족해지면 가장 먼저 생겨나는 느낌이 '피로'이다. 피로는 앞에서 보았듯이 아(痾)에서 채(瘵)로 한발자국 나아가 병의 장치가 발현된 상태이다. 몸이 보내는 가장 작은 신호, 그 피로감을 알아듣는 감각을 통해 자신을 보살피는 첫 시작을 할 수 있다. 피로감은 모든 병의 시작이다. 잦은 피로, 잘 풀리지 않는 피로감, 부정적인 감정이 수시로 자신을 사로잡는 것, 눈이 건조하고, 코와 폐가 숨을 깊이 마시지 못하는 것, 잔기침, 잦은 소변 그리고 깊이 잠들지 못하는 것 등등 이런 작은 신호들은 몸의 정이 매우 부족해졌다는 신호이다.

정을 쓰고 다시 정을 회복하는 과정은 "흐르는 물이 썩지 않고 문지도리에 좀이 슬지 않는 것"[35]과 같다. 자연에서 물이 흘러 항상 새로운 물로 채워지는 것과 같이 정은 쓰면 채워져야 한다. 정으로 만들어진 몸을 돌본다는 것은 물이 흐르는 것처럼 또 문지도리를 늘 열고 닫는 것처럼 몸을 돌보고 자신의 욕망을 돌이켜보는 시간을 일상의 한 부분으로 만드는 삶이다.

이것을 아는 것, 그리고 이 아는 것을 자신의 행위로 하는 것까지가 '앎'이다. 『동의보감』에는 정을 아끼는 양생의 삶을 사는 사람이 매일 해야 하는 몸을 위한 실천을 단락마다 정리해 두었다. 이것을 도인법이라고 부른다. 몸을 각각의 부위가 생긴 그 모양대로 써보는 연습을 하는 시간 동안 정은 회복될 수 있다. 소모된 정은 몸을 위한 움직임의 시간 동안 회복하는 시간을 갖는다. 이런 원리로 동의보감에 기반한 '동의보감 요가'의 동작들은 정을 다시 회복하고 충만하게 하는 하나의 양생법이다.

온몸을 두루 돌며
생명을 유지시켜 주는, 기(氣)

『동의보감』에 나오는 기(氣)는 지구와 우주라는 세계를 만든 '기(氣)'와 사람의 생명활동을 하는 '기(氣)' 모두를 통칭한다. 때문에 『동의보감』에서 우주적 기인지, 생명활동의 기인지는 그 앞뒤 맥락을 잘 살펴보아야 알 수 있다. 1장에서 살펴본 태역·태초·태시·태소의 시기를 거친 생명은 형체와 움직임을 가지고 개성 있는 생명으로 살아간다. 「동의보감 기문(氣門)」에서는 "기(氣)는 신(神)의 할아버지 격이고, 정(精)은 기의 아들 격이다. 그러므로 기는 정과 신(神)의 근본이 된다."[36]라고 말한다. 세상이 생겨나기 위해서 먼저 기(氣)가 있었고 이어 기(氣)가 움직임으로써 정 물 (H₂O), 세포 등. 〈1장〉 참조 이 생겨났다. 그러니 정(精)은 기(氣)의 아들이다. 이 것은 지구와 자연을 만든 거대한 움직임이라는 맥락에서의 기(氣)다.

이제 사람 생명활동의 중심인 기(氣)를 알아보자. 동양의 세계관에서 움직임은 모두 기라고 불렀다. 사람 역시나 움직여야만 그 생명이 유지되기에 기의 움직임으로 살아간다. 사람의 생명 유지는 기의 활동으로 이루어지고, 기(氣)는 정(精)에서 화생(化生)[37]된다. 정이 음식물에서 만들어지고, 그 정을 바탕으로 오장육부의 활동과 사람의 모든 활동인 기(氣)가 움직인다. 그러니 기(氣) 역시 음식물에서 만들어진 것이다. 음식물에서 추출된 정미로운 정이 각 세포와 혈액과 오장육부로 공급되는데 이것은 기(氣)의 활동으로 공급되는 일이다. 정기에 기반하여 몸의 각 부위들은 충실한 움직임을 만들 수 있는 원재료를 공급받고 그 원재료에 기반하여 활동한다.

사람이 조금이라도 움직이면 그것은 다 정기를 쓰는 일이다. "사람은 16세부터 정기(精氣)가 점차 줄어드는데, 단지 남녀 간의 정욕이 정기를 손상할 뿐만 아니라 사물에 응할 때 보고 듣고 말하고 행동하는 모든 것이 다 정기를 소모하며 흩어지게 하는 원인이 된다."[38] 살아 있다는 것은 사람이 사물에 응하여 보고 듣고 말하고 행동하는 과정의 총칭이다. 그래서 사람은 하루 세 번을 먹고, 소화시키고 흡수시켜 정기를 지속적으로 만들어야만 사물에 응하여 살아갈 수 있다.

아이러니하게도 정기를 많이 만들겠다고, 많이 먹으면 먹은 음식을 또 다시 정기로 바꾸느라 정기를 그만큼 많이 소모해야 한다. 또 영양가가 높은 음식으로 더 질 좋은 정기를 만들겠다고 건강보조식품이나 고단백질의 음식물을 먹는다면 그만큼 그 음식물을 분해하는데, 에너지가 많이 든다. 몸을 위한다고 먹은 고단백의 음식물은 분해하는데 더 많은 에너지가 들어 오히려 몸을 힘들게 한다. 그뿐 아니라 흡수도 잘 안되어 소변과 대변으로 몸 밖으로 내보내기 위해 또 많은 에너지가 든다.

음식물을 먹고 난 후 소화가 잘 되는지, 안되는지를 관찰해보면 어떤 음식이 자신을 힘들게 하는지 알 수 있다. 민첩하게 움직여야 할 때는 민첩할 수 있고, 움직이고 나면 잠이 잘 오고, 음식물을 먹고 나면 소화과정이 원활하며 소 · 대변이 잘 나오면서 면역력이 갖추어진 상태를 만드는 자신의 몸무게와 음식물들이 무엇인지 알아가는 관찰이 필요하다. 이 관찰을 통해서 스스로 자신만의 데이터를 만들어가는 것이 자신을 알아가는 하나의 과정이다.

소화 · 흡수를 통해 만들어진 정기를 『동의보감』에서는 '진액과 혈액'이라고 부른다. 진액과 혈액 중 혈관을 타고 오장육부로 정기를 보내는 경로를 기의 활동 중 '영기(榮氣)[39]'라고 부른다. 영기는 혈액과 동시에 12경맥의 순환으로 그 기운을 각 장부로 전달한다. 영기의 순환은 12경맥의 순환이다. 기 중에 12경맥의 통로를 쓰지 않고 나머지 피부와 체액으로 순환하는 것을 위기(衛氣)[40]라고 부른다. 몸 안에서 진액과 혈액이 각 부분 부분으로 잘 가도록 하는 기능을 『동의보감』에서는 위기(衛氣)와 영기(營氣)의 원활한 순환이라고 말했다.

"위기(衛氣)는 분육(分肉)[41]을 따뜻하게 하고 피부를 충실하게 하며, 주리(腠理)를 살찌게 하고 피부와 주리의 개합(開闔)을 관리한다. 그러므로 위기가 따뜻하면 형체가 충실해진다."[42] 위기는 피부 바로 안쪽을 돌면서 몸과 외부가 만나는 지점을 조절한다. 위기는 태양과 조응하며 태양이 있는 동안 태양에너지와 조응하여 몸 밖을 돌면서 몸이 외부와 섞일 때 균형 있게 섞이도록 조절한다.

위기가 잘 순환하고 있을 때 몸의 온도는 일정하다. 위기가 몸의 경계면에서 외부의 기온과 습도 등을 읽어서 몸 안의 최적의 온도 36.5도 를 유지하도록 몸을 조절한다. 주로 피부의 땀구멍과 아주 미세한 외부 피부도 세포로 만들어져 있기에 피부의 최외곽은 세포막들의 모임이다 로 열린 통로 주리(腠理) 들을 이용하는데, 이 통로들을 작게 줄였다 넓혔다 하면서 조절한다. 이 과정을 통해

땀을 몸 밖으로 내보내기도 하고 땀이 못 나가도록 조절한다. 이렇게 몸 내부의 온도를 일정하게 유지한다. 위기가 분육을 따뜻하게 하며 피부를 충실하게 하는 과정이다.

위기가 충분히 피부를 충실하게 하면 피부에 와 닿는 외부 기운을 잘 읽을 수 있다. 위기가 몸의 최외곽을 잘 돌고 있으면 외부 세계의 습도와 건조함, 열과 한기를 잘 읽어내어 몸을 조절하여 몸을 편안하고 안정된 상태로 유지시킨다. 또한 위기가 잘 돌고 있을 때 사람들은 자신과 외부와의 관계성이 어떠한지, 자신에게 그 관계가 어떠한 영향을 주는지 균형 있게 읽을 수 있다. 자신에게 펼쳐지는 사회적 자연적 환경의 변화를 잘 읽어내서 그 읽어낸 지점들을 바탕으로 자신을 충실하게 키워낸다. 이처럼 자신 안의 위기와 자신 밖의 외부 기운이 서로 원활하게 상호 작용할 때의 사람 몸의 형체 테두리 가 충실하다.

영기(營氣)는 혈관 안에서 혈액이 잘 움직이도록 하면서 12경맥 안을 돈다. 12경맥은 수태음폐경에서 시작하여 족궐음간경으로 끝나는데, 이 12경맥이 한바퀴 도는데 대략 30분 정도가 걸린다. 12경맥은 두 시간에 한 번씩 주도하는 경맥이 있으면서 12경맥을 지속적으로 순환한다. 12경맥의 순환으로 각 오장육부가 원활하게 자기 기능을 한다.

영기와 위기는 이처럼 자기 순환의 길을 가면서 중간 중간 만나는 자리들이 있다. 이 만나는 자리에서 서로의 정보를 교환한다. 몸이 처한 공간의 정보와 시간의 정보 그리고 태양에너지의 정보를 주고받는다. 더불어 몸 안의 장부들의 상태와 기능도 어떠한지의 정보를 수집하여 서로 주고받는다. 이 과정을 통해서 몸이 가장 좋은 상태 속에 있을 수 있도록 서로의 기운들을 조절한다. 영위기가 잘 순환하면서 서로의 정보를 원활하게 교류하는 상태가 『동의보감』이 보는 좋은 몸 상태이다. 오장육부 역시도 정기가 각 부위로 잘 나누어져서 자기 역할을 충실히 하고 있는 상태가 가장 좋은 상태이다. 이처럼 정기로부터 화생되는 기운들은 몸의 각 부분으로 잘 나뉘어 있는 그 순간들이 모여서 몸은 건강한 순간들을 이어가게 된다.

기의 두 얼굴,
생리(生理)와 병리(病理)

⚜

　몸은 기운을 집중해서 일을 하고, 그 일이 끝나면 집중된 기운들이 각기 맡은 부분으로 흩어져 몸의 각 부위를 건강하게 하는 과정을 반복한다. 기운이 몸의 각각의 부분으로 잘 나누어져 각각 자기 기능을 잘하고 있는 상태가 '생리작용이 원활한 상태'이다. 생리작용[43]이 병리작용[44]으로 넘어가는 변곡점의 시작은 기운이 한곳으로 쏠린 상태를 오래 유지하면서 시작된다.

　기운이 한곳으로 쏠린 상태가 일정 시간 이상 오래 지속되면 그때의 몸 상태를 '기운이 울체됐다'고 말한다. 기운이 울체되면 기운이 한곳으로 쏠린 만큼 몸의 다른 부위는 기운이 부족해지기 마련이다. 예를 들어 생각을 너무 많이 하거나 한 가지 감정에 집중적으로 빠져 있게 되면, 그 생각과 감정을 지속하기 위해서 기운이 많이 필요하다. 이런 순간에 몸의 각 부위에 써야 할 기는 부족해질 수밖에 없다.

　이처럼 오장육부와 몸의 기능들을 하는 기운이 한 부분에 몰려 있는 상태의 삶을 계속 살아가면, 자신이 타고날 때 약한 장기 아와 채가 내재된 장기 로 병이 나타나기 시작한다. 기운을 한 곳으로 몰아서 쓴 대가이다.

생리와 병리는 이처럼 기의 분포에 따라 생리가 되기도 하고 병리가 되기도 한다. 기가 한곳으로 몰리면 세포액이나 세포외액이 기운을 따라 한곳으로 뭉친다. 기가 뭉치니 수분도 뭉친다. 이처럼 뭉친 정을 '담음(痰飮)'이라 한다. 담음의 생성은 몸이 병리로 가는 첫발걸음이다.

정기가 몸에 잘 나뉘어져서 순환할 때 몸은 편안하다. 편안한 몸은 대체로 몸에 대한 별다른 느낌이 없다. 마치 담담한 맛처럼 말이다. 기가 한곳에 몰려서 몸 전체의 기의 분포의 불균형이 시작되면 몸에 불편한 느낌이 생겨난다. 불편한 느낌을 해소하라는 신호이다.

기운이 한곳에 쏠리면 기운이 쏠린 부분이 느껴진다. 사람들이 느끼는 근육적 불편함은 그 부위에 생긴 담으로 인해 굳어진 근육이 보내는 느낌이다. 그러므로 "기(氣)가 맺히면 담(淡)이 생기고, 담(淡)이 성하면 기(氣)는 더욱 맺히게 되므로 기(氣)를 고르게 하려면 반드시 먼저 담(淡)을 없애야 한다."[45] 기운이 쏠린 곳 ^{맺힌 곳}에서 담음이 생기고, 담음이 모이면 이어서 열(熱)이 난다. 열로 인해 담음은 점점 더 굳어진다. 담음이 딱딱해지면서 그 딱딱함이 신경을 누른다. 그제야 그 불편한 느낌으로 사람들은 담이 생겼다는 것을 알게 된다. 담이 걸린 이 불편한 느낌을 느껴야 우리는 그 불편함을 해소하기 위한 여러 가지 모색과 행동들을 하기 시작한다. 그러니 불편함은 편안함으로 가기 위한 장치이다.

『동의보감』에서는 기(氣)는 생명유지의 필수적인 에너지이다. 하지만 기의 또 다른 이면은 기가 각 부위로 잘 분배되어 원활히 흐르지 않고 맺히게 되면 병을 만드는 원인으로서의 기가 된다. 기(氣)는 생리작용의 에너지로 쓰이지만, 기가 몰려서 병리작용으로 변화하면 기는 그 병을 키우는 에너지로 사용된다. 이때의 기는 병을 키우는 에너지이다.

생리작용으로 기능하는 기(氣)는 고스란히 병리작용의 기(氣)이다. 온몸을 두루 돌면서 사람을 살리는 기는 속으로 상한 바가 없을 때라는 조건 속에서의 생리작용의 기이다. 속으로 상한 바의 대표적인 것들이 앞에서 정을 소모하는 탐욕, 욕심, 쾌락 그리고 하고자 하는 일 속에서 우리에게 매 순간 생겨나는 감정들이다. 형체 없는 감정은 온전히 기의 작용이다. 생리작용의 기는 잘 나눠진 상태이다. 하지만 감정을 느끼고 그 감정을 유지하기 위해서는 기가 모여야 한다. 목화토금수가 순환하는 것처럼 감정은 생겨났다가 사라지고 다른 감정으로 대체되면서 변화해야 한다. 헌데 하나의 감정이 계속 느껴지면서 그 감정에서 벗어날 수 없다면 기가 뭉친 상태이다.

사람의 몸은 각자 자신만의 에너지의 총합이 있다. 이 총합이 높을수록 정이 많이 저장된 사람이다. 또 저장된 정은 어떤 일상을 사느냐에 따라 늘어나고 줄어든다. 생리작용에 쓰이는 에너지는 오장육부를 기능하도록 하며, 정신작용을 하도록 한다. 무형인 감정을 유형의 상태로 계속 느끼려면, 많은 에너지가 감정에 투여되어야 한다. 에너지 총합에서 감정을 유지하기 위해 많은 에너지를 쓰고 나면, 오장육부의 활동을 위한 에너지는 당연히 줄어들 수밖에. 이런 순간의 감정은 병의 원인이 되어 버린다. 그러니 감정에 사로잡히지 않아야 속으로 상한 바가 없는 상태이다.

하지만 사람에게 감정은 필연적이다. 감정이 결합되어야 사람은 욕망을 지속적으로 유지할 수 있도록 진화해왔다. 깊은 모색, 많은 생각, 그리고 강한 감정의 사용을 통해서 사람은 자신의 욕망을 실현한다. 이 실현과 더불어 몸의 정을 소진하고 과로한 상태에 이른다. 과로한 몸이 되었으나 그런 몸의 소리를 듣지 못한다. 오히려 더 강한 욕망을 실현하려고 애를 쓸 때, 호흡은 빨라지고 급해진다. 호흡이 급하고 빨라졌다면, 이미 몸의 기는 줄어든 상태이다. 이런 상태일 때 자신 안에 정들 역시도 탁한 상태이다. 정이 흐리니 몸 안의 물이 흐린 상태가 된 것이다. 자신 안의 정이 탁하니 기도 탁하다. 탁한 정기 속에 자신을 놓아두게 될 때, 생리는 곧 병리가 된다.

몸에 문제가 생길 수 있는 상태를 스스로 그렇게 만들어간다. 하여 욕망은 매 순간 조절되어야 하며 때로는 절제되어야 한다. 욕망을 실현하는 것이 사람에게는 너무도 당연한 삶의 과정이다. 욕망을 실현하면서 사람은 자신이 원하는 자신이 되어간다. 사람은 항상 그 무엇인가가 되고자 한다. 되고자 하는 자신이 없을 때 그 사람은 우울하다. 그렇기 때문에 욕망은 매 순간 생겨나고 실현되는 과정에서 조절되며 그에 따라 감정도 매 순간 생겨났다 사라지는 과정이 자연스러운 일이다.

욕망과 감정이 안 생겨나게 할 수는 없다. 다만 쉽지는 않지만 욕망과 감정을 관찰할 수는 있다. 몸을 관찰하는 방법을 터득하면 욕망과 감정을 관찰하는 방법도 익힐 수 있다. 몸이 자신에게 전하는 메시지를 관찰하여 자신의 일상을 구성할 수 있는 사람은 자신의 욕망과 감정 역시도 관찰할 수 있다.

자신의 몸과 자신의 감정과 자신의 하고자 하는 바를 관찰하는 시간이 '수행(修行)'의 시간이다. 『동의보감』이 제시하는 삶의 방식에는 반드시 이 수행이 들어가 있다. 온전히 자신과 만나는 시간이다. 정을 소중하게 쓰고 기의 총량을 올리며 기가 한곳으로 몰리지 않도록 자신에게 자신을 돌아볼 시간을 주어야 한다. 자신의 욕망과 감정이 어떤 순간에 강해지고 어떤 순간에 작아지는지를 느끼며 관찰하다 보면 욕망과 감정을 조절하는 실마리를 찾을 수 있다.

　이런 시간들이 자신을 배려하는 시간이다. 자신을 배려하는 시간들을 자신의 일상으로 만들어가려면 정신작용의 방향성을 '양생과 자기배려'로 설정할 때 가능하다. 정신작용의 방향성은 그 사람의 일상을 바꾼다. 어떤 사람도 방향성의 설정 없이 자신의 삶을 바꿀 수는 없다. 신(神)이 사람의 삶에서 어떤 역할을 하고 있는지 아는 것이 중요하다. 자신을 스스로 배려하고 자신의 삶을 바꾸기 위해서는 신(神)이 먼저 바뀌어야 하기 때문이다.

정신활동의 중심, 신(神)

정기의 활동으로 살아가는 사람은 각기 다른 질(質)을 가졌다. 정기가 움직이는 방식, 즉 생리작용을 통해 에너지를 생산하는 방식은 같다. 하지만 그 생리작용으로 생산한 에너지를 사용하는 정신작용은 사람마다 각기 다른 고유성을 갖는다. 비단 사람뿐일까? 모든 생명들은 다 정기의 활동에 기반하여 각기 자기만의 고유성을 갖는다.

이 고유성이 신(神)이다. 사람은 정기의 활동으로 몸을 유지하고 욕망과 감정을 가지게 되는데, 이때 욕망과 감정에 자신만의 방향성이 있다. 이 자신만의 방향성이 자신의 가치관이다. 이것을『동의보감』에서는 '신(神)'이라 부른다. 이 고유한 방향성인 신(神)은 곧 개별 사람의 생명력으로 표현된다.

앞에서 이야기한 수정란을 떠올려보자. 〈1장〉 참조 수정란에서 맨 처음 생기는 장기가 심장과 신장과 뇌였다. 생명은 피를 돌리는 심장과 피의 다른 형태인 정(精)을 저장하는 신장이 가장 먼저 생겨난다고 말했다. 이어 간과 폐 그리고 비장과 위장 등등이 형성되어 간다. 몸 안의 많은 장기들이 각기 자기 역할들을 잘 해내야 생명은 유지된다. 포유류들은 장기들의 수가 많아지고 그 기능들이 복잡해지면서 이 장기들의 역할을 조정해야 하는 조정자가 필요했다. 바로 뇌라는 조정자의 역할이다.

뇌는 신경세포를 통해서 장기들의 역할을 조절하고 균형을 잡는다. 신경세포들은 전기신호로 서로 연락한다. 전기신호는 불(火)의 속성을 갖는다. 몸 안의 모든 오장육부와 각 부분들은 다 전기신호로 연락한다. 이런 이유로 동의보감에서는 뇌를 화의 속성을 갖는 장기로 본다. 음이온(-)과 양이온(+)이 세포 안과 세포 밖으로 왔다 갔다 하며 연락하고 서로 간의 기능을 조절한다. 그 조절들이 잘 되어 가는지, 각 장부를 체크하는 역할을 뇌가 한다.

사람 안의 오장육부가 만들어낸 기의 활동은 사람마다 다르다. 각각의 사람은 자기만의 활동 기준을 가지고 있기에 그 기준에 따라 다르게 활동한다. 모든 사람의 신(神)이 다 다르기 때문이다. 신은 정(精)에 기반한 기의 활동으로 구성되는 한 사람의 고유한 정신작용이다. 정신작용인 신은 "사람의 의식 · 사유 · 이성 · 기억 · 지각 등을 포괄"[46]한다. 개별 사람의 의식과 사유, 기억과 지각의 차이가 각자의 고유한 생명력의 특이성이다. 이 생명력은 손으로 만져지지 않는다. 오로지 다른 사람을 보면서 느낄 수 있으며 또 자신을 스스로 보면서 '느낄' 수 있을 뿐이다.

사람의 몸은 형태(形)를 가지는데, 이 형태의 모양을 결정하는 것이 기(氣)다. 기가 형체를 채우고 있기 때문이다. 이 움직임인 기가 형체에서 나오는 각각의 차이진 상태를 '신(神)이 드러난다'고 말한다. 그러하기에 신은 각자의 생명력이 된다.

신은 생명력의 표현이다. 신은 생명력이 드러난 것이므로 그 자체로

눈으로 보거나 손으로 만질 수 없다. 신은 그 사람의 형(形·꼴)과 색
(色·얼굴빛 등 몸의 색)과 태(態·몸짓)를 통해 드러날 뿐이다.

(p349, 박석준 지음, 『동의보감 과학을 논하다』, 바오출판사)

　사람들은 각기 다른 형(形)태를 가졌다. 몸 전체의 모양이 다르고, 얼굴
에 눈·코·입이 다르다. 앞의 부록에서 보았듯이『동의보감』에서는 눈·
코·입·귀·이마 등의 외형은 각자의 오장육부의 모양과 기능이 몸 밖으
로 드러난 것이다. 이것이 외형편이다. 각각의 사람들은 오장육부가 다르게 생
겨나고, 그 생김이 다름으로부터 그 기능 역시 조금씩 다르다. 이 차이를
반영하여 한 사람 한 사람은 눈·코·입·귀·이마 등의 모양이 다르다.
오장육부의 형태가 다 다르기에 그에 따라 각자의 외형이 다르다.
　사람들은 각자의 신(神)을 사람과 만남 속에서, 사람들이 모여 사는 사
회생활 속에서 서로서로 느낀다. 그 사람의 형태를 보면서 느끼고, 의식
하지는 않지만 그 사람의 색을 특히 얼굴색을 보면서 느낀다. 서로의 신을
느낄 때 가장 중요한 것은 바로 말과 행동이다. 사람들은 말을 할 때 자연
스러운 제스처를 한다. 이것이 몸짓이며, 이 자연스러운 몸짓을 보면서 그
몸짓에 담긴 생명력을 느낀다.
　이렇게 정기의 결과 몸이 생산한 에너지 를 신(神)으로 사람들은 매 순간 표현
하며 느끼고 있다. 신(神)을 통해서 사람은 각자의 생명활동의 총합을 매
순간 밖으로 내보이고 있다. 그렇기에 편안한 얼굴빛과 자연스러운 몸짓
으로 관계를 맺고 이야기하는 사람을 보면 사람들은 대체로 자신도 편안
함을 함께 느낀다. 의식하지 못하지만 사람은 모두 신(神)을 보고 신(神)
을 느끼고 신(神)을 통해서 소통하고 있다.

『동의보감』에서는 신(神)은 사람의 생명력의 총체이면서 동시에 심장 (心臟)의 정신작용의 이름이다. 오장육부의 활동은 에너지가 공급됨으로써 계속해서 일어난다. 혈액을 몸의 각 부분으로 지속적으로 공급하는 역할은 심장의 일이다. 심장의 펌프질로 혈액은 산소를 싣고 몸의 각 부위로 에너지를 공급한다. 혈액에 실린 산소는 세포 안의 미토콘드리아에서 포도당을 에너지로 바꾸는 데 없어서는 안 되는 필수 요소이다.

몸의 부위 중 혈액을 가장 많이 쓰는 부위는 뇌이다. 우리 몸 총 혈액의 약 20%를 뇌가 쓴다. 뇌는 이 많은 혈액량을 써서 오장육부와 몸 각 부위가 어떤 상태인지의 정보를 취합한다. 그리고 뇌는 그 정보를 종합하여 필요한 판단을 내리고 행동하고 말하도록 하는 중요 연결센터이다. 뇌로 정보가 들어오기 위해서도 많은 에너지가 필요하고, 각자의 신(神)에 기반하여 들어온 정보들을 분석하여 사유하는 데도 많은 에너지가 필요하다. 혈액을 몸의 각 부분으로 보내는 중심 역할을 심장이 하고, 가장 많은 혈액을 공급받는 뇌는 정신활동을 관장하는 중심이 된다. 때문에 『동의보감』에서는 뇌와 심장을 같은 기능을 하는 장기로 본다. 뇌는 심장이 보내는 혈에 의존하는 장기이기 때문이다.

뇌로 전달되는 몸의 각 부위에서 수집된 정보들은 각자의 신 가치관에 기반하여 받아들인 정보의 중요도를 다 다르게 판단한다. 같은 모임에서 같은 이야기를 나누었지만 서로 기억하는 것이 조금씩 다른 이유이다. 각자의 신(神)이 다르기 때문에 신에 기반한 중요도에 따라 그 모임에서의 중요한 이야기를 서로 다르게 주목한다. 그리고 그 주목한 것을 기억하여 저장한다. 중요한 점은 뇌에서 일어나는 정신작용의 바탕이 몸이 받아들인 정보를 통해서 이루어진다는 점이다. 뇌는 몸이 받아들인 정보들이 없다면 재료가 없기 때문에 어떤 판단도 어떤 결과도 만들 수 없다. 몸이 받아들인 정보들이 있어야 뇌는 자신의 역할을 할 수 있다. 이런 몸의 메커니즘을 안다면 몸과 정신 중 그 어느 하나에 우위를 두는 방식은 이제 낡은 생각일지도 모른다.

뇌에서는 몸에서 보내온 각종 정보에 기반하여 그 정보를 가공하여 정신작용들이 일어난다. 또 뇌는 몸의 정기가 만든 진액과 혈액을 통해 에너지를 공급받아 정신활동을 이어간다. 이렇게 사람에게 의식활동이 일어난다. 의식은 몸이 수집한 정보에 기반하고 몸이 만든 에너지를 기반으로 구성되어지는 현상이다. 이것을 『동의보감』에서 "혈기(血氣)는 신기(神氣)가 의존하는 곳[47]이다."라고 말한다.

혈기란 사람이 먹은 음식물을 소화하여 만들어진 혈액이다. 소화의 주체는 오장육부이기 때문에 혈기가 만들어질 때 그 당시의 오장의 기운이 함께 섞인다. 오늘 만들어진 혈기에는 어제까지의 오장의 기운과 오늘 먹은 음식물과 경험이 함께 소화되어 있으며 평생을 살아온 개별 사람의 신(神)이 섞여 있다.

사람은 어떤 특정한 사건이나 관계를 경험할 때 그 일들을 경험하는 각자의 기준이 있다. 주로 이전 경험에 기준한다. 자신이 살아오면서 형성해온 자신의 신(神)을 기준으로 하는 것이다. 신의 변화는 자신의 얼굴과 몸짓과 언어와 행동의 변화로 드러난다. 자신의 신이 궁금하다면, 자신의 얼굴과 말할 때의 몸짓과 자신이 관계 속에서 어떤 행동과 말을 하는지 스스로 돌아보면 된다.

자신을 어떤 사람이라고 스스로 규정해온 것은 어쩌면 진짜 자신의 신(神)이 아닐 수도 있다. 그렇게 자신의 신을 생각만 해왔던 것일 수 있다.

자신의 신(神)은 일상에서 벌어지는 사건과 관계 속에서 그 순간에 자신이 하는 몸짓·언어·행동이다. 그러하기에 자신이 생각해 왔던 자신의 신(神)과 자신 앞에 펼쳐지는 구체적인 사건 속에서 보이는 자신의 신(神)은 다를 수 있다. 그러니 자신의 신(神)이 궁금하다면, 자신 앞에 펼쳐지는 사건 속에서 행동하고 말하는 자신을 스스로 느껴보는 일이 먼저일 것이다.

오장(五臟)은
각자의 신(神)을 가지고 있다

정기신(精氣神)에 기반하여 몸을 유지하고 정신활동을 하는 사람은 매 순간 신(神)의 변화로 자신도 변한다. 사람은 눈을 뜨는 순간부터 자신 밖의 사물을 만난다. 밖의 사물을 만날 때 사람은 자신의 내부적 상태를 기준으로 같은 사물도 매번 다르게 만난다. 매번 다른 이 느낌은 신(神)의 변화 때문이다. 지금 현재의 나는, 어제까지의 오장육부가 음식물과 경험을 소화하여 만든 정기의 결과물이다. 매끼 먹은 음식이 다르고 오늘 나를 감싼 날씨가 다르고 매일 나에게 펼쳐지면서 겪은 경험이 다르다. 그로 인해 정기가 달라지고 신이 달라진다.

이것으로 고정된 나는 없다. 매 순간 달라지는 내가 있을 뿐이다. 고정된 생명은 애초에 가능하지 않다. 『동의보감』에서는 정신작용인 총체인 신(神) 역시도 오장이 간직한 정신작용의 총체라고 규정한다. 오장(五臟)의 생리작용 중 하나가 오장의 정신작용이다. 오장이 생리작용을 충실하게 한다는 말속에는 오장이 자신들의 정신작용 역시도 충실하게 하고 있다는 것을 전제한다. 오장이 충실한 정신작용을 하는 것이 오장의 신(神)의 활동이다.

> 오장(五臟)은 각기 저장하는 바가 있으니, 심(心)은 신(神)을 저장
> 하고, 폐(肺)는 백(魄)을 저장하고, 간(肝)은 혼(魂)을 저장하고, 비
> (脾)는 의(意)를 저장하고, 신(腎)은 지(志)를 저장한다.
>
> **(p271, 허준 지음, 『동의보감』, 법인문화사)**

앞으로 전개될 이 책의 주된 내용 중 하나가 바로 이 오장의 정신작용을 탐구하는 것이다. 이 장에서는 일단 오장의 신의 이름이 무엇이지 정도까지만 이야기할 예정이다. 서양의학에서는 사람의 뇌가 몸 안의 장기들이 잘 기능하고 있는지 신경선 미주신경과 중추신경계 을 통해서 체크하고 있다고 말한다. 『동의보감』에서는 오장이 자기 기능을 잘하고 있는지를 그 사람의 정신작용이 각 상황과 관계에 맞게 적절하게 표현되고 있는가로 본다. 오장의 가장 정미로운 에너지가 오장의 신 각 오장의 신에 대한 자세한 이야기는 이어지는 3장부터 7장까지에서 이어진다. 으로 발현되어 각종 정신활동이 원활하다는 의미이다. 오장의 정이 잘 저장되어 있으면 사람의 의식활동과 사유활동이 원활하게 일어나서 객관적인 사물의 변화를 잘 읽고 대응한다. 또 오장의 정신활동이 잘 이루어지면 사람은 자신 밖의 사물·관계·상황·기후변화에 균형 있게 대처한다. 하여 오장에 저장된 신에 이름을 붙이고, 그 정신활동을 살펴보아 오장의 건강성을 판단해 왔다. 이런 이론에 기반하여 정신활동이 원활하지 않은 사람은 몸이 아픈 사람이라고 보고, 몸을 치료했다.

오장에 저장된 신(神)은 사람 밖의 사물에 응하는 과정, 즉 경험을 하면서 변화한다. 객관적인 외부세계를 인식하는 정신활동이 생겨나면 이에

따라 감정이 필연적으로 생겨난다. 사람에게 일어나는 각 감정들을 관장하는 기관이 있는데, 역시나 오장이다. 오장은 각 장기마다 주관하는 정신작용과 감정이 있다. 그렇기 때문에 하나의 감정이 생겨나서 그것을 스스로 조절할 수 없을 때, 그 해당 장기에 간직된 정이 부족하여 건강하지 못하다고 본다.

사람에게는 대체로 '기쁨(喜) · 분노(怒) · 근심(憂) · 생각(思) · 슬픔(悲) · 두려움(恐) · 놀람(驚)'의 일곱 가지의 감정이 있다고 본다. 이 일곱 가지 감정 중 근심과 슬픔을 합치고, 또 두려움과 놀람을 합쳐서 총 5가지 감정으로 분류하기도 한다. 자신의 감정에 구체적인 이름을 붙일수록 자기 감정을 더 뚜렷하게 인식할 수 있다. 감정을 조절하려 할 때, 그 감정에 이름을 붙여서 감정을 분명하게 하는 것이 시작점이다. 사람은 자신의 신을 기준으로 만족스러울 때는 긍정적인 감정상태 ^{기쁨} 를, 불만족스러울 때는 부정적인 감정 _{근심 · 생각 · 슬픔 · 두려움} 을 불러일으킨다. 각 오장의 정신활동이 원활하지 않으면 오장이 주관하는 감정이 사람의 마음에 가득하게 된다. 앞에서 보았듯이 부정적인 감정을 계속 유지하려면 에너지가 많이 든다. 부정적 감정에 가득 찬 사람은 그 부정적 감정이 자신의 생명력이 되어 밖으로 드러난다.

오장의 정신활동과 감정이 자신의 현재적 의식상태를 만든다. 만약 현재와 다른 정신활동을 하고 싶다면 오장신(五臟神) 중 하나를 자신의 노력으로 바꾸어야 한다. 현재 내가 외부사물의 관계에서 생겨난 감정 하나에 집중되어 있다면, 자신의 오장신 중 하나만 바꾸어도 감정은 다르게 변화될 가능성이 열린다. 더불어 신은 정기에 바탕하니, 음식을 조금만 다르게 먹는다면 또 몸의 기활동을 조금 다르게 한다면 오장신(五臟神) 중 어느 것이든 바뀔 것이다. 그로 인해 신 神, 자신의 가치관 도 바뀔 것이다. 헤어나오고 싶은 감정이 있다면, 또는 외부와 관계 맺을 때 다르게 맺고 싶다면 오장이 만들어내는 정기를 바꾸는 일부터 시작해야 한다.

　물론 하나의 감정에 집중된 자신이 되었을 때 이 감정을 없애거나 전환하는 것이 결코 쉬운 것은 아니다. 좌절된 욕망으로 인해 생겨난 감정 또는 자신이 설정한 행복에 도달하지 못함으로 생겨나는 불만족스러운 감정들은 좀처럼 쉽게 사라지지 않는다. 이런 순간들이 자신의 일상을 독점했을 때, 고정된 감정을 다른 감정으로 변화시키기 위한 가장 좋은 도구가 바로 '몸'이다.

　몸의 움직임은 항상 자신의 의식을 지금 현재로 데리고 온다. 몸을 특정한 방법으로 움직여야 할 때 사람은 정신을 집중할 수밖에 없다. 새로운 몸의 움직임을 익히기 위해서 사람은 그 움직임에 집중하여 몸을 사용해야 한다. 사람은 하나에만 집중할 수 있다. 하나의 감정에 집중된 사람이 몸의 특정한 움직임을 하려 할 때, 그 하나의 감정을 유지하면서 새로운 움직임을 익힐 수는 없다. 몸의 움직임을 특정하게 익히려 하면 감정은 잠시 사라져야 한다. 그 감정과 헤어지게 된다. 그 집중된 감정과 헤어지고 몸을 특정한 방식으로 움직이고 나면 에너지를 소모하는 감정과 헤어진 몸은 정을 회복한다. 이렇게 몸을 특정한 방법으로 동의보감요가 움직인 후 정이 회복된 상태에서 몸의 움직임이 끝나고 다시 찾아온 바로 그 감정은, 이전과는 같은 감정이 아니다. 감정의 결이 달라져 있다. 감정이 자신을 힘들게 할 때, 몸은 그 감정으로부터 자신을 구할 수 있는 가장 좋은 도구이다.

동의보감 실전 요가 1

1. 정기신 순환을 위한 첫 번째 동의보감 요가 자세
– 임맥(任脈)과 독맥(督脈)의 순환

앞에 '생명탄생, 8개의 에너지를 가지고 세상 속으로'의 내용을 다시 한번 떠올려보자. 수정란에서 내배엽 · 중배엽 · 외배엽이 생겨난다는 그 이야기 말이다. 내배엽은 항문과 입을 그 시작과 끝으로 하면서 소화기관이 만들어지는 곳이다. 외배엽은 뇌와 척추, 그리고 피부가 만들어지는 곳이다.

바로 이 내배엽과 외배엽에 가장 먼저 기가 흐르는 길이 생겨난다. 이름하여 '임맥과 독맥'이다. 임맥과 독맥은 내배엽과 외배엽에 형성되는 기의 순환 통로이다. 그래서 동의보감 요가에서는 임맥과 독맥의 순환을 가장 기본 동작으로 한다. 임맥과 독맥의 순환경로를 보면 <그림 4, 5> 참조 몸통의 앞쪽 중앙과 등쪽 중앙 척추뼈를 따라 을 순환하고 있다. 임맥은 아랫입술에 위치한 승장혈에서 끝나고 독맥은 인중 은교혈 에서 끝난다. 입술을 다물면 임맥과 독맥이 순환하기 시작한다. 회음혈에서 독맥을 따라 기운이 올라간다. 이어 승장혈에서 임맥이 기운을 받아서 몸 안쪽을 따라 내려가서 회음혈에서 다시 독맥과 만난다. 임맥에서 배꼽 아래에 위치한 혈자리인 관원혈 · 석문혈 · 기해혈이 있는 위치들 중 한 곳을 단전(丹田)[48]이라고 부른다.

바로 이 혈자리들이 있는 곳이 우리 몸의 중심이면서, 몸에 에너지를 순환시키는 핵심부위이다. 동의보감요가의 동작들은 임맥과 독맥이 잘 순환하고 있을 때, 정기신 또한 잘 순환한다는 원리에 기반한다. 정기신의 순환이 오장육부의 기능을 원활하게 하는 기본이기에 정기신의 순환을 위해서는 임맥과 독맥을 순환시키는 동작들을 연습해야 한다.

독맥의 흐름을 살펴보면 회음에서 시작되어 척추를 따라 올라가는데, 머리를 세로로 관통한다. 독맥의 흐름이 원활할 때 뇌의 작용 또한 원활할 수 있음을 경맥을 흐름을 통해서 알 수 있다. 그러니 감정과 정신활동이 원활하지 않을 때 가장 먼저 움직여야할 경맥이 임맥과 독맥이다. 임맥과 독맥의 순환을 돌보는 것이 정기신의 원활한 순환을 만들고 이에 바탕하여 맑은 정신과 감정의 조절이 가능하다.

1) 정기신의 순환을 도와주는 동의보감 요가 자세

준비물: 편한 상의와 고무줄로 된 하의, 딥롤러, 스쿼트 밴드, 요가링, 땅콩볼

〈준비물〉

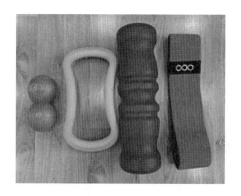

◆ 이원행공—앉아서 하는 이원행공 두 개의 원을 그리는 동작

※ 동작을 시행할 때, 항상 임맥과 독맥이 〈그림 4, 5〉 참조 흐르는 부위를 떠올리면서 동작하는 것이 포인트이다. 임맥과 독맥의 각 혈자리의 이름을 마음속으로 불러준다면 임맥과 독맥의 순환은 더욱 원활해진다.

① 이 동작은 앉아서 한다. 또 서서할 수 있다. 또 누워서 할 수 있다. 본인이 그때그때의 상황에 따라 선택하면 된다.

앉아서, 혹은 서서 또는 누워서(누워 있을 때는 긴 폼롤러 90cm 길이 위에 눕는다. 아랫배 기해혈, 석문혈, 관원혈 부위 를 등 쪽으로 당기고 두 팔을 천천히 뒤로 보낸다. 두 팔을 뒤쪽으로 보낸 상태에서 마음은 명문혈에 둔다.

② 팔 동작을 유지한 채 어깨의 힘을 빼고 손바닥을 하늘로 향해서 천천히 등 뒤에서 머리쪽을 향해서 들어 올린다. 마음을 대추혈에 둔다.

③ 두 팔을 양 귀 옆에 붙이고 정수리를 향해서 팔을 쭈욱 뻗는다.

④ 두 손을 백회혈을 향해서 천천히 내린다. 마음을 백회혈에 둔다.

⑤ 눈썹과 눈썹 사이의 인당혈과 코 밑의 인중혈을 향해서 손을 천천히 내린다. 마음을 인당혈과 인중혈에 집중시킨다.

⑥ 목의 천돌혈과 가슴의 전중혈 그리고 기해혈 · 석문혈 · 관원혈의 단전 부위를 향해서 손을 아래쪽으로 내린다.

⑦ 1회전의 끝은 회음혈자리에 마음을 두고 손을 그 위치에 두는 것으로 끝난다.

⑧ 이렇게 임맥과 독맥의 주요 혈자리를 생각하면서 손을 한 바퀴 돌리면 이원행공을 1번 한 것이다. 이와 같이 가능한 횟수를 많이 팔을 돌릴수록 임맥과 독맥의 에너지가 잘 순환한다. 또한 팔을 돌리면서 임맥과 독맥의 혈자리에만 마음을 집중하면 명상으로 들어갈 수 있다.

〈이원행공─앉아서 하는 이원행공〉 동작 예시

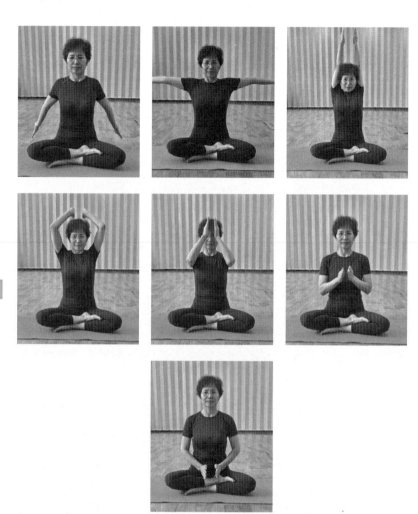

◆ 이원행공—누워서 하는 이원행공 준비물: 긴 폼롤러(90cm 이상)

① 90cm 길이의 폼롤러에 눕는다. 턱을 몸쪽으로 당긴다. 누울 때 허벅지 중간에 스쿼트 밴드를 한다. 가능하면 발끝이 옆으로 벌어지지 않도록 11자 모양을 유지한다.

② 아랫배를 기해혈·석문혈·관원혈 부위 등 쪽으로 눌러서 폼롤러가 움직이지 않도록 균형을 잡는다. 폼롤러 위에 누우면 몸이 흔들릴 수 있다. 몸이 흔들릴 때 아랫배로 중심을 잡고 폼롤러를 누르게 되면, 복근을 정돈할 수 있다. 또한 두 무릎을 붙이지 않아야 한다. 두 무릎을 어깨 넓이만큼 거리를 두게 되면 허벅지의 힘도 함께 기를 수 있다.

③ 손등을 바닥에 붙이고 천천히 두 손을 가슴 쪽을 향해서 뻗어 올린다. 이때 팔꿈치가 굽어지지 않도록 또한 바닥에 닿은 손등이 바닥에서 떨어지지 않도록 한다.

④ 두 손의 손등을 계속 바닥에 붙이고 두 손을 머리 위쪽으로 주욱 뻗는다. 이때 손등이 떨어지려 하면 최대한 노력을 해서 손등을 붙이려 한다.

⑤ 머리 위로 뻗은 두 손을 얼굴을 통과하고 몸통을 통과하여서 아랫배에 이르도록 한다. 이렇게 하면 이원행공 1번을 한 것이다. 이원행공을 많이 할수록 몸은 피로를 풀고 따뜻해지니, 가능한 많이 한다.

〈이원행공—누워서 하는 이원행공〉 동작예시

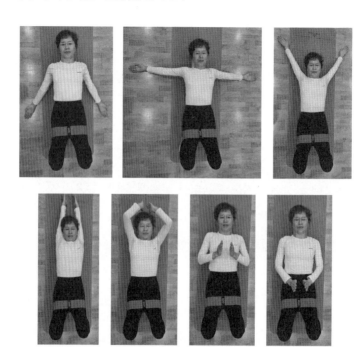

◆ 도화행공 몸을 자연스러운 상태로 되돌리는 동작

① 매트 위에 누워서 허벅지에 스쿼트 밴드를 하고 무릎을 세우고 눕는다. 팔은 가슴에서 팔꿈치를 꺾어서 손끝이 머리를 향하도록 한다. 손바닥이 천장을 향한다. 팔을 머리 쪽으로 하는 것이 원활하지 않으면 양팔을 똑같이 좌우 뻗어도 된다. 마찬가지로 손바닥은 천장을 향해야 한다.

② 머리를 왼쪽으로 내리는데 가능하다면 왼쪽 귀가 바닥에 닿을 정도로 깊숙이 내리면서 동시에 두 무릎은 오른쪽으로 10도 정도만 내린다. 머리의 내리는 각도와 방향, 무릎의 내리는 각도와 방향이 서로 다르다. 각도를 다르게 하는 것이 중요 포인트이다!

③ 반대 방향도 시행한다.

④ 이렇게 반복적으로 머리와 무릎을 서로 엇갈려가면서 좌우로 내린다. 엉덩이가 들리도록 해서는 안된다.

⑤ 200~300회, 또는 그 이상한다. 많이 할수록 임맥과 독맥은 더욱 잘 순환한다.

⑥ 이 동작은 임맥의 단전부위의 혈자리의 에너지가 잘 돌도록 도와주는 자세이다. 더불어 독맥의 명문혈의 에너지가 잘 돌도록 하여, 신장이 정을 잘 간직하도록 〈7장〉 참조 하는 동작이다. 또한 근력운동이나 요가 동작 후 몸 안에 생긴 노폐물을 몸 밖으로 자연스럽게 내보내 주는 동작이다. 근육은 힘을 쓰고 나면 노폐물 대표적으로 활성산소 이 생긴다. 그 노폐물을 도화행공을 함으로써 피부를 통해서 그리고 호흡을 통해서 몸 밖으로 원활하게 내보내게 하는 동작이다. 하여 모든 힘을 쓰는 동작 후 3~5분 정도 시행한다.

〈도화행공〉 동작예시

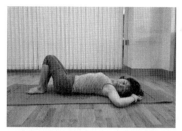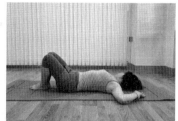

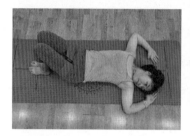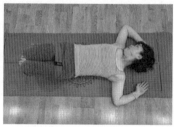

2. 정기신의 순환을 위한 두 번째 동의보감 요가 자세
   - 복근 움직이기

오장육부는 생명을 위한 에너지를 추출하고 추출된 에너지를 몸의 곳곳에 필요한 부분으로 공급하는 기관이다. 때문에 튼튼한 근육들과 단단한 뼈로 잘 감싸여 몸의 가장 깊은 곳에 자리하고 있다. 또한 오장육부는 몸 안의 일정한 온도가 유지되어야 자신들의 기능을 원활하게 수행할 수 있다. 36.5도를 기준으로 온도가 낮으면 오장육부의 기능이 수축되고, 온도가 높으면 뜨거운 환경으로 바뀌기에 오장육부는 역시 자기 기능을 하기 어려워진다. 몸은 오장육부가 자신들의 일을 잘 수행할 수 있도록 근육과 뼈를 튼튼하게 유지하고 몸 안의 온도를 36.5도로 36.5보다 0.01에서 0.02 정도 높은 상태가 오장육부가 기능하기 좋은 상태이다. 유지하려는 일을 지속적으로 수행한다.

오장육부가 잘 기능하도록 하는 근육들은 몸의 각 부위별 근육들이다. 하지만 그 중에서도 가장 중요한 근육 중 한 가지가 바로 '복근'이다. 배꼽을 중심으로 복부의 중심에 수직으로 발달한 복근을 복직근(rectus abdominis muscle)이라 부른다. 몸은 복직근의 수축으로 등과 척추를 구부리고 움직일 수 있다. 중앙의 복직근 옆 몸의 양 옆구리에는 외복사근과 내복사근이 빗살무늬 모양으로 자리하고 있다. 이 복직근 옆 빗살무늬근의 도움을 함께 받아서 몸의 중심부위를 원활하게 움직일 수 있다.

그러므로 복근이라고 하면 배 앞에 세로로 뻗어 있는 근육과 그 옆에 비스듬히 자리한 빗살근을 총칭한다. 복근은 몸 안의 오장육부를 보호하고 몸 안의 온도가 일정하게 유지되도록 하는 중요한 기능을 수행한다. 그런데 일상생활을 하다 보면 사람의 몸은 대체로 등이 굽어지고 허벅지의 굵

기가 줄어들기 시작한다. 기의 성쇠편에 따르면 40대를 넘어가면서 더욱 그렇다.

등이 굽어지고 허벅지가 크기가 작아지기 시작하면 바로 복근에 영향을 미친다. 복근의 크기가 줄어들고, 복근이 자리해야 할 자리에 지방이 가득 차기 시작한다. 지방은 차가운 조직이다. 몸 안의 온도를 유지하여 오장육부의 기능을 원활하게 하도록 하는 몸의 복근은 지방으로 변하면서 몸이 차가워지기 시작한다. 이렇게 되면 복근으로 보호받던 오장육부는 배의 지방으로 인해 그 기능이 떨어지게 된다. 보호하던 조직이 오히려 부담을 주는 조직으로 바뀐다.

그러니 사람이 40대를 넘어서게 되면 자신의 몸을 돌보는 일정한 시간들이 반드시 필요하다. 그러한 활동 중 하나가 바로 복근을 운동시켜서 그 힘을 유지하도록 하는 것이다. 우리 몸의 근육은 각기 생긴 모양이 다르기 때문에 그 모양을 기준으로 규칙적으로 움직여주면 힘이 생기면서 자기 기능을 원활하게 할 수 있다. 힘이 있는 살(육, 肉)을 다른 말로 '근육'이라고 한다.

복근을 규칙적으로 운동시킴으로써 오장육부는 좀 더 편안한 상태로 자기 역할을 할 수 있는 환경이 조성된다. 복근운동이 오장육부를 안정시키는 전제조건이다.

몸은 돌보는 시간과 에너지만큼 고스란히 튼튼한 몸으로 보답을 준다. 몸을 구성하는 근육을 각 근육 모양에 맞게 운동하는 방식을 익혀두는 것은 필요할 때면 언제든 몸을 돌보는 방법을 자신 안에 익혔다는 뜻이다. 자신 안에 있는 것은 언제든 꺼내 쓸 수 있다.

◆ 정기신의 순환을 위한 복근운동

준비물: 스쿼트 밴드, 아령(자신에게 맞는 무게로 준비. 예를 들면 각 500g짜리, 또는
　　　 각 1Kg짜리), 딥롤러

① 매트 위에 누워서 무릎을 세우고, 허벅지에 스쿼트 밴드를 한다.

② 자신에게 적당한 무게의 아령을 들고 천천히 손을 먼저 무릎 쪽으로 뻗
으면서 상체를 일으킨다. 이때 머리가 먼저 올라오는 것이 아니라 손이 먼
저 올라오면서 그 뒤를 머리가 따라가는 느낌으로 상체를 일으킨다. 상체
를 더 이상 일으킬 수 없을 때, 한번 더 두 손을 쭈욱 뻗으면서 등을 좀 더
앞쪽으로 밀어준다.

③ 자세를 유지하고 셋을 센다.

④ 상체를 매트에 눕혔다가 다시 일으키기를 반복한다.

⑤ 10회에서 15회 반복한다.

⑥ 복근운동이 끝나면 딥롤러를 겨드랑이에 대고 굴린다. 겨드랑이 안쪽
과 등쪽에 연결된 부위를 굴려준다. 겨드랑이 부분은 담경락 〈그림 10〉 과 소
장경락 〈그림 15〉 이 지나가는 부위이기 때문에 담과 소장을 돌보는 일도 함
께 할 수 있다.

⑦ 다시 복근운동을 시행한다. 이때는 무릎의 왼쪽방향을 향하여 천천히
몸을 일으킨다. 상체를 바닥에 눕힌 후 다시 무릎의 오른쪽 방향을 향하여
몸을 일으킨다. 좌우를 합하여 10~16회 시행한다.

⑧ 딥롤러로 양쪽 겨드랑이를 풀어준다.

⑨ 딥롤러로 양쪽 겨드랑이를 풀고 다시 복근운동을 해보면 처음보다 몸
이 수월하게 올라오는 것을 느낄 수 있다.

〈복근운동〉 동작 예시

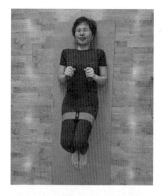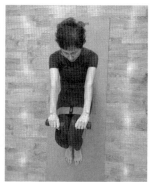

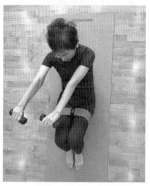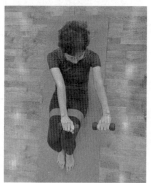

〈딥롤러로 양쪽 어깨와 겨드랑이 풀기〉 동작 예시

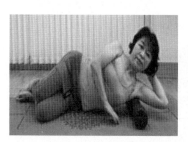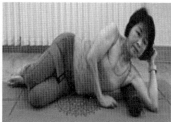

간단한 임맥 탐구

〈그림 4〉의 임맥의 흐름을 보면 회음혈에서 시작되어 몸통을 주욱 타고 올라온다. 올라온 임맥은 아랫입술 바로 아래 승장혈에서 끝이 난다. 임맥이 흐르는 부위는 몸의 소화기관이다. 임맥의 흐름이 원활해야 무리 없는 소화가 가능하다. 임맥이 잘 순환하지 못하면 이유도 없이 소화기능이 떨어지면서 컨디션이 좋지 않은 상태가 된다.

또한 임맥이 흐르는 부위는 오장육부를 관통한다. 임맥의 원활한 순환으로 오장육부는 자신들의 기능을 잘하는 환경을 조성받는다.

임맥이 흐르는 부위를 유심히 자주 보아야 한다. 소화기능이 떨어지고, 손발이 차갑고 또한 아랫배가 차가워서 몸의 컨디션이 떨어질 때 임맥 부위를 움직이는 동작 이원행공과 도화행공 자세 참조 을 통해서 임맥의 순환을 원활하게 할 수 있다.

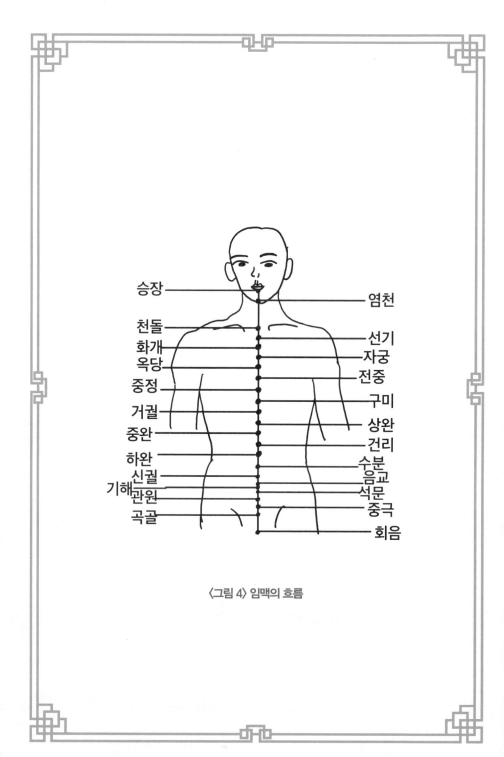

승장　　　　　　　　　　　　　염천

천돌　　　　　　　　　　　　　선기
화개　　　　　　　　　　　　　자궁
옥당　　　　　　　　　　　　　전중

중정　　　　　　　　　　　　　구미

거궐　　　　　　　　　　　　　상완

중완　　　　　　　　　　　　　건리

하완　　　　　　　　　　　　　수분
신궐　　　　　　　　　　　　　음교
기해　　　　　　　　　　　　　석문
관원　　　　　　　　　　　　　중극
곡골　　　　　　　　　　　　　회음

〈그림 4〉 임맥의 흐름

간단한 독맥 탐구

독맥은 회음혈에서 시작되어 등의 중앙을 관통하여 올라와서 머리의 가운데를 지나 윗입술의 안쪽 은교혈에서 끝이 난다. 그렇기 때문에 아랫입술과 윗입술을 맞닿게 입술을 다물면 임맥과 독맥이 하나의 흐름으로 합쳐진다. 하나의 흐름이 된 임독맥은 몸의 중심부를 순환하기 시작한다. 임맥과 독맥이 함께 순환할 때는 회음혈에서 등의 척추를 따라 올라온 독맥이 은교혈을 지나 임맥의 승장혈로 연결되어 임맥의 기운이 몸통을 타고 아래로 내려간다. 내려간 임맥의 기운은 회음혈에서 독맥으로 연결되는 순환을 지속한다. 이런 임독맥의 순환을 수승화강(水昇火降)[49]이라고 부른다.

이원행공의 자세는 독맥의 기운을 올리고 임맥의 기운을 내려서 다시 회음으로 연결하는 자세이다. 이원행공을 계속하면 독맥과 임맥의 순환이 원활해지기 때문에 몸이 따뜻해진다. 몸이 따뜻해지면 소화기능이 원활해지고, 독맥이 흐르는 뇌에서 정신작용이 맑게 일어난다.

이원행공을 행할 때, 항상 임맥과 독맥의 혈자리를 마음으로 생각하면서 그 혈자리들의 이름을 불러주면 임맥과 독맥은 좀 더 원활하게 순환한다. 이 순환으로 몸은 정을 회복하고 맑은 정신작용을 만든다.

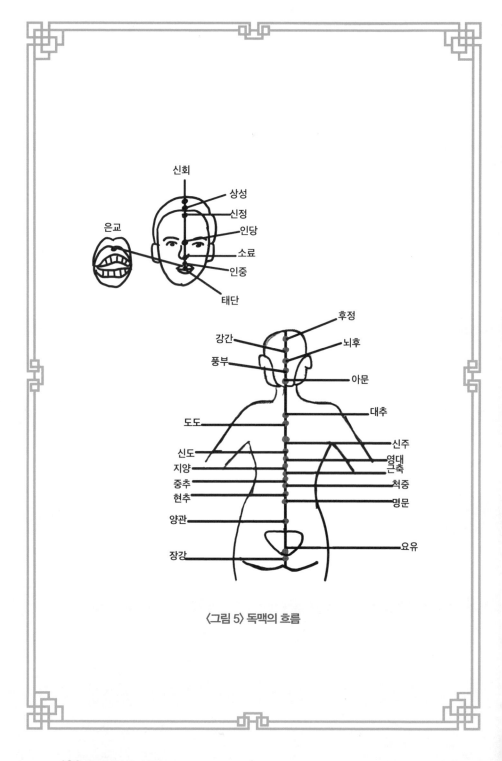

<그림 5> 독맥의 흐름

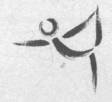

3장

동의보감 요가의 기본

생생한 몸을 만들고
분노를 다스려라

생기(生氣)를 낳는 봄기운,
봄기운으로 만들어지는 간·담(肝·膽)

각 계절의 에너지를 받아들여 생명을 구성하는 사람 탐구의 첫 번째가 '간(肝)과 담(膽)'이다. 매번 목 · 화 · 토 · 금 · 수의 에너지성을 탐색하기 위해서는 먼저 지구의 자전과 공전 궤도를 머릿속에 떠올려야 한다. 지구는 태양 주변을 시계 반대 방향으로 돈다. 지구가 태양을 중심으로 공전할 때 지구와 태양 간의 거리가 가까워질수록 지구의 계절은 겨울에서 봄으로 변해간다. 지구 북반구를 기준으로 한다. 〈그림 6〉 참조 지구 위에 내리쬐는 태양량이 많아짐으로 인해 지구 표면은 따뜻해진다.

우리 모두 잘 알고 있듯이 봄에는 지구 위의 모든 생명이 추운 겨울을 보내고 난 후 새봄을 향한 기지개를 켜고 생명 활동을 활발하게 시작하는 시기이다. 태양빛을 받는 시간이 길어질수록 땅의 온도는 올라가고, 지구에는 봄기운인 생기(生氣)[50]가 가득해진다. 새싹들이 땅과 나무에서 쑥쑥 올라오기 시작하고 올라온 이파리들은 앞다투어 펼쳐진다.

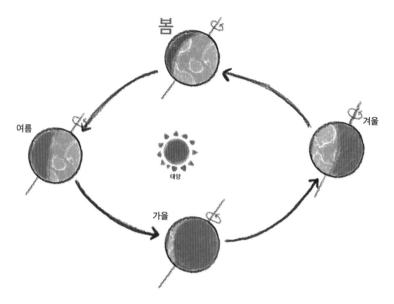

봄

여름

가을

겨울

태양

〈그림 6〉 지구의 자전과 공전–봄을 만드는 지구의 위치

　태양빛이 점점 더 많이 지구 표면에 도달할수록 각 지역마다 내리쬐는 태양량의 차이가 생긴다. 이에 따라 땅에도 온도 차이가 생겨난다. 기온차가 생기면 공기가 이동하고, 공기의 이동으로 바람이 분다. 지구에 봄바람이 불기 시작한다. 이렇게 살랑살랑 부는 봄바람은 새로 태어난 생명들을 더욱 온화하고 따뜻하게 키워준다. 이제 봄은 완연하다. 이런 변화를 『동의보감』에서는 다음과 같이 말한다.

동방(東方)은 봄에 속하는데 양기(陽氣)가 상승하여 풍(風)을 생기게 하고, 풍은 목기(木氣)를 자양하며, 목기는 신맛(酸)을 생기게 하고 신맛은 간을 기른다. 간은 음(陰) 중의 소양(少陽)으로 봄철과 통한다.

(p394, 허준 지음, 『동의보감』, 법인출판사)

동방 즉 동쪽방향은 한 사람이 남쪽을 바라보고 서 있는 것을 기준으로 설정된다. 지구 위에 내리쬐는 태양에너지 양이 많아지는 것을 동양에서는 양기(陽氣)가 상승한다고 표현한다. 지구 표면에 내리쬐는 태양빛은 땅과 바닷속으로 떨어진다. 땅과 바닷속으로 떨어진 태양빛은 땅과 바닷속을 서서히 데우면서 위로 상승하여 땅과 바다 표면으로 올라온다.

바로 양기(陽氣)의 상승이다. 지구 표면으로 양기(陽氣)가 점차로 상승하게 되면 지구의 대기에는 양기 중 목기(木氣)[51]가 가득해진다. 이와 같은 목기가 가득한 모습은 봄이 시작되면서 나무에 물이 오르는 모습으로 확인할 수 있다. 나무에 오른 물 나무수액 은 새봄이 되면 자신의 새싹을 힘 있게 싹틔우기 위해 저장한 엑기스, 즉 나무의 정(精)이다. 지구 위의 모든 생명들은 겨울 동안 정(精)을 잘 저장하였다가 그 힘만큼 새봄에 자신의 생명력을 펼친다. 지구에 도달하는 태양량 양기 에 조응하여 자신들의 생명력을 펼친다. 이 생명력이 펼쳐지기 위해서는 겨울 동안 음(陰) 정·精 이 잘 저장되어 있어야 것이 먼저다.

사람 안에서도 자연에서 일어나는 현상은 고스란히 이어진다. 사람을 둘러싼 환경이 목기(木氣)로 가득 차면 사람도 자신 안에 저장된 음기(陰氣) 정·精 에 바탕한 만큼 자신의 생명력을 펼친다. 자연에서 매번 생생한 생명력을 키워내는 에너지는 사람의 몸 안에서 간(肝)과 담(膽)을 만들고 간과 담을 기능하도록 한다. 간과 담이 자신의 형태를 잘 유지하고, 생리 작용 또한 잘하기 위해서는 간과 담의 정(精)이 맑고 밀도 있게 저장되어 있어야 한다. 앞에서 살펴보았지만 정(精)은 곧 활동할 기(氣)다. 그렇기 때문에 간담은 잘 저장된 정만큼 자신들의 생리작용을 원활하게 할 수 있다. 이것을 "음(陰) 중의 소양(少陽)"[52]이라고 말한다.

레몬이나 식초가 들어간 신맛의 음식을 먹으면 우리의 입에서는 바로 침이 고인다. 신맛이 사람과 섞이는 과정에서 물이 생겨나기 때문이다. 또 신맛을 먹으면 얼굴이 가운데로 살짝 모이면서 찡그리는 인상을 쓴다. 신 맛이 만들어내는 형태의 변화이다. 이처럼 신맛을 먹으면 물이 나오면서 형태를 안으로 모아준다.

목기란 생명력을 밖으로 주욱 펼치는 기운이다. 밖으로 펼쳐지는 기운 들은 특정한 형태의 테두리로 가두지 않으면, 그 펼쳐지는 기운들은 사방 으로 뻗쳐 허공으로 사라진다. 때문에 목기를 속성으로 갖는 생명들은 봄 날 상승하는 양기를 자기 형체에 담는다. 목기가 개별의 형체 속에 나뭇잎, 새싹 등 담겨져 그 에너지성을 세상 속으로 드러내는 것이 봄날의 생명들이 다. 봄날의 생명들은 이렇게 형체를 만들고 자신의 형체를 더 충실하게 만 들어간다.

그 형체를 사람이 먹음으로써 봄 생명들의 생생함을 자신의 몸속으로 취한다. 봄의 맛을 가진 생명들은 신맛과 쓴맛이 섞여 있다. 그 맛이 '음 중 에서 소양'이 내는 맛이며 신맛 동양에서는 신맛을 산미 · 酸味라고 불렀다. 이다. 봄의 기운을 가득 담고 있는 나물들은 그래서 사람이 먹으면 새콤털털하면서 침이 잘 나오는 맛들이다. 봄나물과 봄의 기운을 담은 생명들 음식들 은 그

에너지성이 같은 간과 담을 돌보는 음식이 된다.

간과 담은 이러한 목기의 에너지로 만들어지고 목 에너지를 속성으로 사람 몸 안에서 생리작용을 하는 기관들이다. 계절로는 봄이고, 하루 중에는 아침이다. 태양이 떠오르면서부터 매일 하루의 봄은 시작된다. 하루의 시간으로는 새벽 3시 반(寅時)부터 7시 반(卯時)을 거쳐 11시 30분(辰時)까지다. 지구가 자전하면서 매일 떠오르는 태양의 기운이 지구로 전해져 지표면이 태양에너지를 받아 데워지는 시간이다.

앞에서 봄의 생명을 살리는 활발한 기운은 그 전 기운인 겨울 기운, 즉 음기운을 얼마나 잘 저장했느냐를 기준으로 결정된다고 이야기했었다. 하루도 이와 마찬가지다. 하루의 봄기운도 그 전날 밤시간으로부터 결정된다. 사람들은 종종 잊곤 하지만, 사람은 매일매일 떠오르는 태양빛에 조응하는 생명이다. 때문에 사람은 의식하든 의식하지 못하든 태양량의 변화를 매번 느끼며 살아간다.

자연의 사람이 매일 아침을 생생하게 맞이하며 봄기운을 온전히 펼치고 싶다면, 그 전날 밤의 일상을 어떻게 살았는지가 핵심이다. 그 전날의 일상이 그다음 날의 봄기운을 결정한다. 전날 밤 동안 음 陰·정精 을 밀도 있고 맑게 잘 만들고 저장시키는 시간을 보냈는지가 관건이다. 즉 깊은 잠을 잘 잤는지가 하루의 봄을 시작하는 아침의 생기 있는 자신의 상태를 결정한다.

하루의 시작인 매일의 새봄은 그 전날 밤 11시 반(자시子時)부터 잠을 깊게 잠으로써 몸에 음(陰)이 잘 저장되도록 하는 것에 기반한다.

사람은 누구나 능동적이고 생생한 하루를 살아가고 싶어 한다. 그리고 그 능동적이고 생생한 하루는 바로 전날의 일상과 잠이 결정한다. 사람이 매일 새 봄기운을 맞이하며 생생한 하루를 살아가는 존재라는 것은 단지 은유적 표현이 아니다. 실재 자연의 본모습이며 자연의 한 조각인 사람에게도 고스란히 해당하는 말이다. 사람은 매일 새봄을 맞이하고, 매일 생기(生氣)로 하루를 시작하는 존재이다. 매번 돌아오는 새봄과 새날의 아침은 살아낸 전날 밤과 지나온 겨울에 이미 결정되었다. 하여 앞으로 펼쳐질 자신의 생생한 삶은 과거가 될 바로 지금의 삶이 이미 결정하고 있는 셈이다.

간은 혈을 저장한다

서양의학에서 간은 몸이 먹은 음식물을 혈액과 진액으로 바꾸는 물질대사과정[53]의 중요한 기관이다. 몸에서 일어나는 거의 모든 일에 참여하는 인체의 화학 공장이다. 천여 가지나 되는 효소와 호르몬, 단백질 등을 만들어서 몸에 필요한 곳으로 공급하여 세포가 자신의 일을 잘 수행하도록 한다. 또한 영양분의 물질대사를 담당하고 해독과 면역 작용을 하며 단백질 생성과 호르몬 생성 및 조절 등, 간이 하는 일은 무려 500가지 이상이다.

사람이 혈과 진액을 만들기 위해서 음식을 먹는다는 것은 나와 다른 이질적인 것을 자신의 몸 안으로 들인다는 뜻이다. 나와 다른 것은 모두 해로운 독소들을 포함하고 있다. 몸에 해로운 독소를 가지고 있지만 사람들이 즐겨 먹는 것의 대표적인 것이 술과 약이다. 술과 약을 먹으면 그 독성을 간이 해독해야만 몸에 치명적인 일이 벌어지지 않는다. 그러므로 술과 약 건강보조식품 포함 을 먹으면 간은 매우 바빠진다. 담배도 함께 들어온다면 간은 더욱더 바빠진다. 이 독소들을 해독하여 사람의 몸을 안전하게 하는 것이 간의 중요한 일이다.

몸에 들어온 음식물은 소화관에서 흡수되어 영양분들이 풍부한 기·혈·진액이 된다. 이후 간문맥을 통해 간으로 보내져, 여러 가지 영양물질의 대사와 저장과정이 일어난다. 또한 담즙을 생성하여 담낭 속에 저장하고 있다가 입 안으로 지방 성분이 들어오면 그 성분들을 분해하기 위해 소화관으로 배출한다. "간은 물질대사가 주된 임무로, 위나 작은창자에서 소화된 포도당이나 아미노산, 지방산, 수용성비타민, 무기염류 등은 일단 모두가 간문맥(脈, 창자와 간을 잇는 정맥)을 거쳐 여과장치인 간을 지나게 된다. 물론 몸에 해로운 독성물질도 간을 거치도록 되어 있다."[54] 간이 하는 이와 같은 생리작용을 『동의보감』에서는 '간장혈(肝臟血)'이라고 부른다.

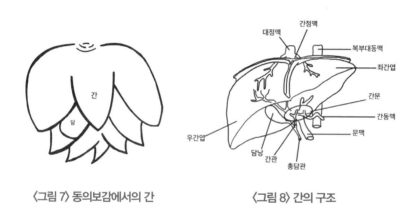

〈그림 7〉 동의보감에서의 간   〈그림 8〉 간의 구조

음식물에서 만들어진 혈과 진액은 간으로 보내져서 해독되어 몸의 각 필요한 부분으로 이동한다. 간은 하는 일이 많기 때문에 대체로 오장육부 중 크기가 큰 편이다. 간이 자기 역할을 매 순간 쉬지 않고 충실하게 해야 해독된 질 좋은 혈액과 진액을 몸 곳곳에 공급할 수 있다. 심장은 이렇게 만들어진 혈액을 몸의 모든 부분으로 고르게 돌리는 기관이다. 우리 몸 전

체의 혈류량이 몸의 필요량보다 많으면 혈액은 간으로 들어가서 저장된다. 혈류량이 적으면 간이 혈액을 더 많이 심장으로 보낸다. 심장과 간의 협력으로 몸은 필요한 만큼의 혈액을 공급받는다.

간은 혈을 저장하고 있기 때문에 커다랗고 탄력 있는 커다란 핏덩어리의 형태이다. 〈그림 7〉 참조 간이 혈액의 붉은 빛깔로 윤택이 나고 부들부들한 형태가 유지되어야, 혈을 잘 해독하고 영양물질을 잘 만들 수 있다. 만일 핏덩어리인 간이 부들부들함을 잃고 딱딱해지면 간은 자신의 수많은 기능을 수행하기 어려워진다. 이런 상태의 간을 간경화라고 부른다. 간이 딱딱해졌다는 것은 혈을 저장하기 어려워졌다는 것이며 간의 해독작용과 간의 합성작용 등의 생리작용이 원활할 수 없다는 뜻이다.

간은 두 갈래로 펼쳐진 엽(葉, 잎)과 하나의 작은 엽으로 되어 있어서 마치 나무의 씨가 터져 싹이 나오는 모양과 같다. (중략) 주로 혼(魂)을 저장하는 기능을 가진다.

(p394, 허준 지음, 『동의보감』, 법인문화사)

간은 2개의 엽이 살짝 겹쳐진 모양이다. 이 모습을 『동의보감』에서는 싹이 나오는 모습과 같다고 보았다. 〈그림 8〉 참조 간의 무게는 서양의학에서 해부한 바로는 약 사람 몸무게의 2%에 해당하는 1.5~1.9kg이다. 『동의보감』에 서술한 간의 무게도 대략 2kg 정도이다. 앞에서 살펴보았지만 간은 목기를 그 속성으로 갖는 장기이다. 그렇기 때문에 같은 기운을 갖는 봄철과 갑(甲)날과 을(乙)날에 간기운이 왕성하다.

우리 몸의 12경맥은 쉬지 않고 순환하면서 몸이 잘 기능하도록 하는데,

경맥마다 2시간 단위로 주도하는 시간대가 있다. 족궐음간경과 족소양담경의 경맥이 주도하는 시간은 하루 중 밤 11시 반에서 2시간 단위로 새벽 3시 반까지이다. '자시(子時)와 축시(丑時)'이다. 간경과 담경은 하루를 마감하는 깊은 밤시간을 주도한다. 이것을 『동의보감』에서는 "사람이 움직이면 피는 모든 경맥으로 운행하고 움직이지 않으면 피는 간으로 돌아가는데, 이것은 간이 혈해(血海)의 노릇을 하기 때문이다."[55] 라고 설명한다. 사람이 움직이지 않는 자시와 축시에 몸이 잠을 자면 혈은 다 간으로 들어가서 혈을 깨끗하고 맑게 하는 일을 수행한다.

사람이 음식을 먹어서 소화시키는 데는 대략 4~5시간 정도가 걸린다. 그 후 소화된 포도당·단백질·지방산은 모두 간으로 들어갔다가, 독소를 해독하고 몸에 필요한 영양소들을 싣고 심장으로 가서 온몸을 돈다. 낮과 밤 동안 간은 이러한 자기 일을 계속한다. 몸을 움직인다는 것은 피가 계속 공급되고 있다는 의미이니 간은 해독하랴, 물질대사 하랴 혈액과 진액에 필요한 영양분을 만들어서 실어 보내랴 정말 바쁘다.

그러다 몸을 움직이지 않는 시간, 즉 사람이 잠을 자는 시간이 되면 간은 그제야 더 본격적으로 자기 일을 시작한다. 사람이 잠을 자면 생명유지에 꼭 필요한 피 숨쉬고, 몸의 온도를 유지하고, 최소한의 장기를 기능하도록 하는데 필요한 혈액를 빼고는 모두 간으로 들어간다. 그래서 잠을 잘 때 우리 몸의 체온이 약간 내려간다.

간은 밤 11시 반부터 하루 동안 섭취한 음식물과 하루 종일 우리 몸을 돌면서 영양소를 전달하고 노폐물을 받아온 것을 모아서 독소들을 본격적으로 해독한다. 그리고 뇌와 협력하여 하루 동안 경험한 정신의 경험들을 이후 자신의 삶을 위해서 기억할 것은 뇌의 기억저장소로 주로 해마 보낸다. 또 자신의 이후 삶에 큰 의미가 없다고 나름 판단한 것들은 무의식의 영역으로 보낸다. 두뇌 깊이 넣어둘 것은 차곡차곡 정리하여 넣어두는 작업을 한다.

그래서 간경과 담경은 '지성(知性)'을 담당하는 경맥 〈그림 10〉 참조 이다. 이렇게 대략 담경의 시간이 끝나는 새벽 3시 반까지 간은 혈을 다 거두어들여 필요한 단백질도 재합성하고, 남는 영양분은 간에 저장하는 등등의 일을 수행한다. 혈액과 진액을 가장 질 좋은 상태로 만드는 작업을 간경과 담경의 시간에 하고 있다. 이런 간의 활동으로 사람은 피로를 푼다. 간담의 생리작용 중 간장혈의 기능으로 사람은 그날의 피로를 풀고 아침에 눈을 뜨면 잘 해독되고 필요한 영양분을 주입받은 새 피로 생기 있는 하루를 시작한다.

간장혈(肝臟血)이 잘되어야 인시(寅時)부터 하루 중 봄시간을 시작할 때, 봄의 생생한 기운으로 하루를 시작할 수 있다. 간장혈을 통해서 사람은 매일 생기 있는 사람으로 살아갈 원동력을 제공받는다. 생기 있는 삶은 특정한 어느 순간을 부르는 것이 아니다. 매일 인시(寅時)에 잘 저장된 정에 바탕하여 하루의 봄을 시작하는 사람의 모습이다. 또 이것이 사람의 자연스러운 모습이다. 만약 매일 아침 눈을 떴을 때, 피로감이 먼저 느껴진다면 먼저 그 전날 밤을 어떻게 보냈는지를 돌아보아야 한다. 또 봄이 찾아오는 길목에서 봄의 생기어린 에너지와 조응하지 못한다면, 자신이 살아온 지나온 겨울을 돌아봐야 한다.

지나온 시간 동안 몸에 필요한 혈액과 진액이 잘 만들어지지 못했다면, 몸에 저장된 음기운이 부족해진다. 그로 인해 양기(陽氣)는 음기(陰氣)의 조절을 받지 못한다. 음기의 조절을 받지 못한 양기는 균형 잡힌 양기가 아니라 뜨거워진 양기가 되어 피를 평소보다 뜨거운 상태가 되도록 한다.

피가 뜨거우면 열이 상체로 떠서 가슴이 답답하고 얼굴이 화끈거렸다 내렸다를 반복하면서 호흡이 짧아진다.

뜨거운 피는 그대로 눈에 공급되어 눈을 촉촉하게 하는 것이 아니라 눈을 건조하면서 뻑뻑하게 만든다. 눈이 건조하면 사물을 명확하게 변화 속에서 인식할 수 없다. 음기의 조절을 받지 못한 양기를 품은 진액은 귀로도 공급된다. 진액이 열에 떠 있는 상태이니, 들리는 말도 상대방이 말하는 정확한 의미를 듣지 못한다. 뜨거운 피와 진액으로 인해 자신이 듣고 싶은 말만을 듣는다. 사람은 대체로 자신이 잘 듣고 있다고 생각하지만 실상은 그렇지 않다. 사람은 자신 밖의 언어들을 듣게 되면 모두 자신 안에 저장되어 있던 언어들로 변환한다. 그러니 피가 뜨거우면 유독이 자신이 듣고자 하는 자신 안의 저장된 언어로만 해석한다. 피가 뜨거우면 몸이 식지 않고, 몸이 식지 않으니 간담의 시간이 되어도 간장혈(肝臟血)의 간기능을 잘 수행할 수가 없다. 이런 상태의 몸은 잠을 자도 음기를 밀도 있고 맑게 저장하지 못한다.

앞에서 보았지만, 태양빛은 술시(戌時) 술(戌)은 가을과 겨울을 매개하는 토 가 되면 그 마지막 양기를 뿌리고 사라진다. 몸은 이때부터 간장혈을 할 준비를 시작한다. 사람이 음식을 먹으면 그 음식을 소화시키기 위해 많은 혈을 필요로 한다. 많은 혈이 몸을 가득 채우면 몸은 뜨거워진다. 때문에 음식을 먹으면 몸이 덥다. 술시까지는 저녁을 마쳐야 자시가 될 때까지 소화로 인해 뜨거워진 몸을 식힐 수 있다. 몸을 가득 채운 뜨거운 피가 천천히 식어가야 하루 동안 자신을 사로잡았던 감정도 조금씩 옅어지면서 잠시 헤어질 수 있다.

어떤 하나의 감정에 사로잡히면 그 감정으로 인하여 몸의 혈은 뜨거운 상태가 지속되기에 몸이 식질 못한다. 그 감정에 골몰하려면 피, 즉 에너지가 많이 필요하다. 그러니 몸은 식을 수가 없다. 간과 담은 잘 저장된 맑은 음기를 제공받아 균형 잡힌 양기인 목기로써 기능하는 장기이다. 자신의 간과 담을 돌보고 싶다면 간의 이러한 에너지 속성에 대한 이해가 필요하다.

간의 소설(疏泄)작용

간은 음(陰)이 충실해야 그 충실한 만큼 간의 양기 활동이 펼쳐진다고
말했다. 간은 목기(木氣)이기에 양기(陽氣)로써 펼쳐지려는 기본 속성을
갖는다. 지구의 봄기운이 펼쳐지면 누가 잎을 피우라고 한 것도 아닌데 모
든 나무와 풀들은 잎을 앞다투어 세상 속으로 내민다. 또한 봄꽃은 봄기운
에 조응하여 바쁘게 핀다. 이처럼 봄기운은 생명들에게 밖으로 자신의 생
명력을 펼치게 만든다.

사람 몸의 간과 담의 기능 역시도 이러하다. 간의 펼쳐지려는 속성을
『동의보감』에서는 '소설(疏泄)작용'이라고 부른다. 소설(疏泄)은 "소(疏)는
설문해자에서 '소통'으로 해석하였다. 즉 소도·개통의 뜻이다. '설(泄)'은
발설·발산한다는 뜻이다."[56] 『동의보감』에서 간의 소설작용을 간주소설
(肝主疏泄)이라고 부른다. "간이 전신의 기·혈액·진액 등을 소통시키
고 발산시켜 원활하게 흐르도록 하는 작용"[57]을 말한다.

간이 저장하여 해독하고 영양분을 넣어준 혈과 진액은 혈관을 통해서
몸의 각 부분으로 공급된다. 또 진액은 각 경맥의 순환으로 몸에 필요한

부분으로 이동한다. 심장의 혈관과 경맥이 혈액과 진액을 각 부위로 보내어서 오장육부와 몸의 각 부위가 자신들의 역할을 수행하도록 에너지를 공급하는 일들을 '간의 소설작용'이라 부른다.

간의 소설작용은 몸에 생기를 불어넣는 작업이다. 몸은 생기를 공급받고 세포액이나 세포외액, 혈액의 세포들이 생생하게 잘 움직인다. 모든 세포들의 움직임을 원활하게 하는 에너지를 공급하는 것이 간의 가장 중요한 일이다. 호르몬과 각종 효소들은 몸이 필요로 한다는 연락을 받아서 간에서 생성되어 혈액과 진액에 실려 필요한 곳으로 보내진다. 호르몬과 효소는 몸의 각 장기와 조직 그리고 세포들이 자기 역할을 충실하게 하는 연락 신호들이다. 호르몬과 각종 효소들이 몸의 연락을 받아 매 순간 생생하게 만들어져 피로 보내는 것이 바로 생기의 공급인 셈이다. 이렇게 필요로 하는 효소와 호르몬들이 잘 만들어지고 전달되면 몸은 민첩하면서도 생생하다. 이런 몸이 기의 승강출입 운동이 잘되는 상태의 몸이다.

간장혈이 잘된 혈액을 공급받아서 맑고 밀도 있는 세포액을 가진 세포들은 바로 이웃한 세포와 박자를 잘 맞춘다. 현대의 생물학계에서 밝혀낸 세포의 활동 중 하나는, 각 세포가 옆 세포가 하는 일을 보고 자신이 어떻게 움직여야 하는지를 안다는 점이다. 각 세포는 모두 몸의 모든 기능을 할 수 있는 가능태를 가지고 있다. 단지 자신이 위치한 곳의 장부를 따라 필요한 생리작용의 스위치만을 켜놓고 나머지 기능은 모두 꺼놓았다. 때문에 각 세포는 자신이 해야 할 하나의 역할 자신이 맡은 생리작용 을 주변 세포들이 하는 역할을 보면서 스스로 판단하고 실행한다.

세포실험 중 세포 한 개만 떼어내서 샬레에서 키우는 실험을 하게 되면, 이 하나의 세포는 곧 죽는다. 이웃한 세포가 없기에 자신의 해야 할 일을 모르게 되기 때문이다. 자신의 할 일을 모르는 세포는 곧 죽음을 선택한다. 하여 세포실험을 위한 배양을 할 때 조직 세포 덩어리 을 떼어내어 배양한다.

간의 소설작용 중 중요한 또 한 가지는 담즙을 만들어서 담낭에 저장하는 기능이다. 담즙은 먹은 음식물 중 '지방'을 분해하는 데 그 역할이 특화되어 있다. 사람이 지방으로 만들어진 음식을 입에서 씹기 시작할 때 몸은 이미 지방을 분해하기 위한 연락을 서로 주고받는다. 담즙을 내보낼 타이밍을 지방으로 만들어진 음식이 입안으로 들어올 때 이미 계산해 놓는다. 지방을 먹고 소화할 때마다 담낭에 저장된 담즙을 타이밍에 맞게 내보내서, 사람이 먹은 지방과 잘 섞이도록 한다. 섞인 담즙은 지방의 연결고리들을 끊어내어 작은 분자로 만들어 흡수되도록 하는 역할을 한다. 지방의 소화 · 흡수이다. 담즙은 간의 가장 맑은 엑기스로 만들어진 정즙이다. 비장 · 위장과 협력하여 이 맑은 담즙으로 지방을 소화한다.

이처럼 사람 몸의 세포들 · 조직들 · 장부들이 자기 역할을 원활하게 수행하는 것을 동양에서는 '소설작용'이라는 말속에 다 담아놓았다. 간의 소설작용에 바탕하여 가장 많은 일을 하는 장기가 있는데 바로 뇌이다. 사람 몸에서 가장 많이 움직이고 결코 쉴 수 없는 장기이다. 뇌는 심장과 함께 단 한시도 쉬지 않고 전기신호를 서로 전달하여 사람에게 정신작용이 일어나도록 한다. 뇌를 촬영하면 전기빛이 반짝거리고 파동 뇌파 이 끝없이 뇌 전체를 흐르고 있는 걸 볼 수 있다. 잠이 들면 빛이 좀 줄어들기는 하지만 여전히 뇌는 활동하고 있다. 잘 때 몸을 움직이지는 않지만, 몸의 상태가 위험한지 아닌지 자면서도 생명유지를 위한 활동들을 잘하고 있는지 뇌는 끊임없이 몸 전체를 스캔하고 필요한 연락을 받고 보낸다.

『동의보감』에서는 위와 같은 뇌의 작용을 '칠정(七情)과 오지(五志)'라고 부른다. 사람의 정신·의식·사유 활동을 이렇게 표현한다. 칠정과 오지 중 간의 소설작용으로 생겨나는 정신활동이 '혼(魂)'이다. 이러한 간의 정신작용을 『동의보감』에서 "간은 혈을 저장하는데, 혈은 혼(魂)이 머무는 곳"[58]이라고 말한다. 『동의보감』에서 정신작용을 뇌 안에서만 일어나는 특화된 생리작용이 아니다. 사람의 정신작용은 감각기관이 받아들인 정보에 바탕하여 오장에 저장된 정의 기화작용(氣化作用)[59]으로 일어나는 생리작용이다. 간장혈에 바탕한 소설작용 중 하나가 '간장혼(肝藏魂)'이다.

간의 정신작용 혼(魂),
간의 감정 분노(怒)

❧

『동의보감』을 읽으면서 가장 새로우면서도 주목되었던 부분이 오장이
뇌와 함께 정신작용의 주요 중심이라는 부분이었다. 오래도록 배워왔던
'몸을 이끄는 정신'이라는 관점에서 벗어날 수 있는 새로운 가능성을 열어
주었다.

동의보감의 시선 안에서는 몸과 정신 뇌 은 서로 협력하여 사람을 생생
하게 살게 하는 중요한 장부들이다. 어느 한쪽이 다른 쪽을 지배하고 견인
하는 장부가 아니다. 그래서 처음 오장의 정신작용을 만났을 때는 좀 낯설
었다. 하지만 끊임없이 이어지는 정신활동과 감정을 조절할 수 있는 중심
기관이 뇌만이 아니라는 이야기는 정신과 감정을 조절할 수 있는 새로운
길을 열어주었다.

간이 간의 생리작용을 충실하게 하면 간의 정신활동인 혼(魂)도 자신의
활동을 잘하여서 정신이 안정되고 간의 감정이 잘 조절된다. '간의 생리작
용이 원활하면 간의 정신활동'도 원활하다는 이야기는, 간의 건강성을 간
이 주관하는 정신활동과 감정이 잘 조율되는지로 알아볼 수 있다는 뜻이

기도 하다.

간의 정신활동인 '혼(魂)'은 오장 중 간에 저장되어 발현되는 정신활동으로 오장의 각 정신활동인 오신 五神:魂혼 · 神신 · 意의 · 魄백 · 志지[60] 가운데 하나이다. 혼(魂)은 간(肝)의 생리작용인 간장혈에 기반하여 간의 소설작용으로 일어나는 기능이다.

음양의 두 정(精)이 서로 결합하여 낳는 정신활동을 신(神)이라고 하고, 신을 따라 왕래하는 것을 혼(魂)이라고 한다.

(p271, 허준 지음, 『동의보감』, 법인문화사)

제 2장의 '정기신의 순환'에서 이야기했듯이 동의보감에서는 정신(精神)활동의 총합을 '신(神)'이라 한다. 정신활동의 총합인 신(神)은 오장의 정신활동인 '혼(魂) · 신(神) · 의(意) · 백(魄) · 지(志)'가 총괄되어 이루어지는 정신활동이다. 음양의 두 정(精)이 서로 결합한다는 것은 일상을 사는 사람이 매일 간장혈의 활동을 통해 음(陰)을 잘 저장하도록 한다는 뜻이다. 음의 활동으로 저장된 정에 기반하여 간주소설이라는 양(陽)의 활동이 일어난다.

간장혈과 간주소설의 결과로 사람에게 신(神)의 정신활동이 생겨난다. 간장혈을 할 때 사람은 음식과 자신이 겪는 경험을 함께 몸 안으로 들여서 소화 · 흡수한다. 자신의 경험을 잘 저장하여 다음번에 사용하려는 정신의 활동을 '정신의 소화'라고 부른다. 이런 활동을 할 때 자신의 가치관 신(神)을 기준으로 한다. 가치관에 기반하여 겪은 음식과 경험을 잘 정리하여 다음번의 경험에 유의미하게 쓰기 위하여 저장한다. 이렇게 저장된 신에 기반하여 사람이 자신 밖의 외부 사물을 만날 때 자신의 행동과 언어를 적절하게 조절한다. 그러니 신을 따라 왕래한다는 표현을 한 것이다.

정신활동 신(神)은 정기, 즉 기혈이 변하여 만들어지는 현상이다. 간장혈에 기반한 간주소설로 세포들이 공급받은 에너지에 바탕하여 만들어지는 생리작용이다. 그러하기에 기혈이 변하여 만들어지는 생리작용 중 하나인 정신활동인 신(神)은, 기혈을 자신의 물질적 기초로 한다. 사람이 먹은 음식과 사람이 겪은 경험이 사람의 몸 안에서 기혈이 되고 이 기혈로 사람의 정신작용인 신이 활동한다.

혼(魂)은 간의 정신작용으로 목기의 특성을 지닌다. 목기의 특성은 겨우내 저장한 에너지인 정(精)을 바탕으로 무형의 정신작용을 자신 밖으로 내보냄을 의미한다. 목기는 내부의 양기(陽氣)가 겉을 싸고 있는 음기(陰氣)를 뚫고 밖으로 펼쳐지는 기운의 에너지성이다.

그러므로 목기의 특성을 지닌 혼(魂)은 자신의 내부에 저장된 지나온 삶의 경험과 지식과 자신의 사유를 생각과 감정의 형태로 자신 밖으로 드러내는 힘이며 상태이다. 간은 목기와 에너지성이 같기 때문에 웬만하면 펼쳐지려는 속성이 강하다. 헌데 사람은 상호작용하는 생명이다. 한 사람의 기운이 펼쳐진다는 것은 그 기운을 펼칠 상황과 사람들과 관계가 있다는 뜻이다. 그러니 기운이 펼쳐지는 매 순간 대체로 사람들은 지금이 펼칠 타이밍인가 아닌가를 무의식적으로 가늠한다.

적절한 타이밍을 잡으면서 상황을 읽는 능력은 간장혈의 정도에 달려 있다. 말과 행동은 몸에서부터 외부로 펼쳐지는 것들로 간주소설의 작용 중 하나이다. 말하고 행동할 때마다 사람은 아주 빠르게 간주소설을 할 타이밍인가 아닌가를 무의식적으로 끊임없이 그리고 매우 빠르게 판단한다.

바로 이러한 정신의 작용이 간장혈에서 나온다.

이런 특성으로 혼(魂)은 자신 안에 저장된 것에 근거하여 원래 없던 것을 새로 계획하고 생각하고 드러내는 정신활동을 한다. 봄의 생기가 세상에 단 하나의 새로운 싹을 틔워내듯이, 같은 듯하지만 매번 다른 창조적인 사람의 정신활동이 펼쳐진다. 매일 같은 아침을 맞이하는 것처럼 보이지만 그 전날 밤까지의 간장혈에 기반하여 매번 새로운 기운으로 일상을 펼치는 것이 사람의 삶이다. 또 받아들인 정보와 경험과 관계들을 재료로 새로운 아이디어와 새로운 창작을 생각해내고 실현하는 정신활동을 한다. 지나간 기억 속 저장되어 있던 것들 중, 지금 상황에 가장 적절한 정보를 불러일으켜 보다 효과적인 계획을 수립한다. 이 계획에 근거하여 변화하는 기운 속에서 적당한 판단과 결정을 하는 것이 혼의 활동이다.

최신 뇌과학에 따르면 뇌활동은 몸이 경험한 지난 기억에 근거하여 끊임없이 자기 앞에 펼쳐질 여러 상황에 대한 예측을 하는 '예측기계'라는 측면이다. 사람은 수많은 경우의 수의 예측을 무의식적으로 끊임없이 하고 있다. 그 예측이 맞으면 좋은 경험으로 기억하고, 그 예측이 어긋나면 그 경험을 바탕으로 예측 경우의 수에 겪은 경험을 더하여 예측 모델을 수정한다. 또 예측 모델의 수를 늘린다. 이런 경험을 내부적으로 쌓아서 예측 모델[61]을 보다 많이 보다 정교하게 만드는 정신의 작업을 한다. 뇌 안에는 이러한 예측 모델이 신경세포들의 일정한 패턴으로 자리하고 있다. 이 예측모델 신경패턴들은 아주 작은 비슷한 경험에도 촉발된다. 빠르게 상황에 맞게 대처하려는 인간의 진화모델이다. 이것이 목기의 특성이다.

뇌의 예측 모델을 동양의 언어로 바꾸면 혼(魂)의 작용이다. 혼(魂)은 '모려(謀慮)와 결단(決斷)'으로 드러난다. 자신과 자신을 둘러싼 외부세계와의 관계 속에서 사람은 늘 생각하고 행위하고 표현한다. 또 특정 상황 속에서 아무 말도 하지 않고 있는 것도 관계맺음의 한 표현이다.

혼의 활동 중 '모려(謀慮)'는 자신이 가진 정보에 바탕하여 각 상황에 맞는 예측모델을 내부적으로 발동시키는 정신작용이다. 자신이 겪은 경험과 기억에 근거하여 지금 자기 앞에 펼쳐지는 상황이 어떤 상황인지를 먼저 판단한다. 그리고 그 판단에 근거하여 말하거나 행동하거나 혹은 가만히 있거나를 결정한다. 이때 말하거나 행동하거나 아니면 가만히 있거나를 결정하여 외부적으로 그것을 표현하는 것이 '결단(決斷)'이다. 결단은 담의 정신활동이다. 담의 생리작용이 입 안으로 지방이 들어온 순간 그 지방 성분이 위를 거쳐서 십이지장에 도달할 때, 그 타이밍에 딱 맞추어서 담즙을 십이지장으로 쏘는 것이 바로 담의 결단이기도 하다. 몸의 생리작용과 정신의 작용이 똑같은 방식이다.

간의 정이 만들어내는 정신작용인 혼은 담과의 합작이 매우 중요하다. 간이 앞으로 펼쳐질 시공간 속에서 매우 많은 변수들을 고려하여 치밀한 계획을 세우고 또 세워도, 아주 많은 예측 모델을 구성해도 눈앞에 펼쳐지는 구체적이고도 복잡한 기운의 배치 속에서 딱 결단을 내리는 담의 정신활동이 없으면 예측은 예측으로 끝난다. 예측이 결단을 통해서 외부로 표현되지 않으면 간과 담은 목기의 에너지인 펼쳐지려는 속성을 발휘하지 못한다. 목기인 혼의 작용이 모려하고 결단하여 외부로 펼쳐지지 못하면 간의 정신작용은 오히려 안으로 울결된다. 이것이 '간기울결'이다.

모려하고 결단하는 모습이 마치 큰 전쟁에서 임하는 현명한 장수의 모습 같다고 하여 『동의보감』에서는 간을 '장군지관(將軍之官)'이라고 부른다. 담은 간의 맑은 엑기스가 만들어내는 정신활동이기에, 간이 저장한 정의 밀도와 맑음으로 결단의 포인트를 짚어낸다. 또한 담의 이러한 타이밍을 읽는 능력을 '중정지관(中正之官)'이라고 부른다. 중(中)하고 정(正)한 에너지로 자신을 둘러싼 시공간의 에너지성과 상황을 읽고 타이밍을 정확하게 판단하는 능력이 담의 결단력이다. 그래서 용기 있는 사람을 '담대하다'고 말하고, 특정 상황에서 흐름에 맞지 않게 오바하는 사람에게는 '간이 부었다.'라는 말을 한다.

간과 담의 정신활동인 혼은 양기가 펼쳐지듯 펼쳐지지 못하면, 돌이켜 울결된다. 이것이 간과 담의 병증의 시작이다. 이렇게 목의 에너지가 펼쳐지지 못하고 도리어 울결된 상태에 있을 때, 사람에게 생겨나는 것이 '분노(怒) 혹은 짜증스러움' 같은 감정이다.

간의 소설기능이 부족하여 울결되면 간장혈이 충분치 못하여 관계와 사건 속에서 자신의 할 말과 행위를 결단하여 표현하지 못한다. 계속 타이밍만 보다가 상황이 종료되곤 한다. 또 자신이 미리 예측했던 상황이 다양한 변수들의 간섭으로 예측과 다르게 펼쳐져서 자신의 목표를 이루지 못하는 상황이 생긴다. 이런 상황을 겪고 나면 간의 정신작용은 울결된다.

간의 정신작용이 울결되면 간의 기운인 목기가 충분한 음기로 조절되지 못하고 열이 오른다. 오른 열은 쉬이 내리지 않는다. 사람들은 보통 혈에 열이 오른 짜증스러운 상태 속에 자신을 오래 두기 싫어하기 때문에 다른 강렬한 맛이나 쾌락적 상황 게임이나 드라마 등 으로 자신의 상태를 잊어버리려 한다.

이와 같이 혼의 정신작용인 모려와 결단이 잘 이루어지지 못한 경험을 하게 되면 간기가 울결되어 자시(子時)가 되어도 몸을 돌고 있는 혈의 열이 내리지 않는다. 그러면 혈은 해독과 영양분을 제대로 공급받지 못한다.

간이 간장혈을 못하게 되기 때문이다. 이렇게 불면의 밤이 이어지고 그 다음날 너무도 피곤한 자신의 몸을 일으켜야 한다. 누워서도 자신이 펼치지 못한 간기의 정신작용으로 예측모델을 돌리고 또 돌리면서 열은 계속 오른다.

간기는 밖으로 펼쳐지려 하기에 간장혈이 잘 안 상태에서는 화를 낼 상황이 아닌데도 갑자기 화를 벌컥 낸다. 분노가 조절되지 않는 것이다. 또 화를 내야 될 그 대상에게 화를 내지 못하고, 스스로 자신보다 약하다고 생각되는 존재에게 화를 낸다. 자신보다 약한 존재가 없을 때의 가장 큰 문제는 그 화가 자신을 향하는 것이다. 사람들은 타인에게 보다 자신에게 화를 더 자주 낸다. 화를 내면 간의 정과 기는 더욱더 열이 오르고, 이런 시간들이 지속되면 간이 열로 딱딱해진다. 요즈음 만병의 근원인 바로 스트레스 상태가 지속되면서 간이 딱딱해진다.

이처럼 감정은 몸의 병을 만든다. 그러니 간과 담을 건강하게 유지하기 위해서는 간의 감정인 분노와 짜증이 조절되어야 한다. 자신에게 생겨나는 분노와 짜증의 감정을 스스로 돌보는 것이 간을 돌보는 일이다.

간장혈과 간주소설과 간의 정신작용이 원활할 때는 간의 상태를 고스란히 보여주는 눈이 세상을 있는 그대로 인식할 수 있다. 간의 생리작용의 정도는 그대로 눈(목ㆍ目)의 상태이다. 더불어 간의 정이 잘 저장되어 있으면 근육이 에너지를 충실하게 저장하여 몸을 자신이 원하는 만큼 자연스럽게 움직일 수 있다. 간의 정이 열로 떠 있거나 간의 정이 충실하지 못하면 손톱과 발톱에 줄이 가고, 그 표면이 거칠다. 간의 정이 많이 상하면 얼굴빛에서 푸른빛이 돌기도 한다.

사람의 몸이 간장혈과 간주소설 그리고 혼의 정신작용이 원활할 때, 눈이 촉촉하고 근육이 부드러우면서 힘 있는 상태이다. 하지만 간담의 생리작용과 혼의 작용이 잘 이루어지지 않으면 근육은 수축되고 감정적으로는 분노와 짜증으로 일상이 가득 찬다. 이런 상태가 되면 자신 앞의 상황은 새로운 결심을 한다고 해서 달라지지 않는다.

분노와 짜증 속에 있는 사람은 간의 정을 돌보는 일부터 시작해야 한다. 분노와 짜증의 감정과 잠시 거리를 두는 것이 필요하다. 근육은 간과 같은 생리작용으로 에너지를 저장하는 일을 한다. 그러니 살을 근육으로 만들면 몸의 에너지의 총합이 올라간다. 몸을 특정한 방식으로 움직이면 살은 근육이 되면서 이 움직임들로 인해서 근육은 새로운 에너지를 저장한다.

근육의 움직임을 통해서 회복된 에너지는 정이 잘 저장된 상태의 몸을 만들어 자신의 예측이 틀릴 수 있다는 간의 정신작용인 혼이 발휘되도록 한다. 분노와 짜증의 상태에 있던 자신을 자신의 능동적인 몸 움직임을 통해서 스스로 구하는 과정을 경험하게 된다. 이 경험은 자신 안의 예측모델을 긍정적으로 바꾸는 계기로서 작용한다. 몸이 정신을 돌보고 조절하는 상태를 경험하는 것으로 '혼'의 내용물이 바뀐다.

1. 분노와 짜증을 생기(生氣)로 바꾸는 동의보감 요가 자세

간의 생리작용이 잘되는 상태는 근육의 움직임을 통해 알 수 있다. 물론 아침마다 거울에 비치는 자신의 눈의 상태가 간의 상태를 직접적으로 보여주는 표지이기도 하다. 정이 잘 저장된 눈은 검은 동자 홍채 가 반짝이고 있다. 눈은 다 같은 사물을 보아도 각자가 다 다르게 본다. 자신 안에 간직된 기억과 경험을 떠올려서 개별 사물들을 인식하기 때문이다. 또한 자신 안에 간직된 언어가 어떠한가에 따라서도 눈이 사물을 인식하는 상태가 달라진다.

사물을 눈으로 보는 과정은 먼저 사물이 눈의 수정체에 상이 맺히고 이 맺힌 상은 시신경을 통해서 음양 '+.-' 의 신경신호로 바뀌어서 뇌로 전달된다. 뇌에 전달된 음양의 신경신호는 측두엽으로 전달되어 다시 언어로 환산된다. 이렇게 사람이 눈으로 본 것을 인식한다.

즉 신호로 전달된 후 다시 뇌에서 이 신호들을 언어로 바꾸는 작업이 눈으로 보고 인식하는 과정이다. 이때 뇌 안에 저장된 경험과 기억, 그리고 자신이 체득한 언어가 어떠한가가 매우 중요하다. 사람의 정신은 하나의 사물을 볼 때, 미리 저장된 정보들을 바탕으로 그 사물이 무엇이고 그 사물과 어떤 관계를 맺을까까지를 미리 예측한다. 그러니 각자가 어떤 경험 속에서 살아왔느냐, 또한 어떤 언어들을 체득하고 있느냐에 따라 같은 사물을 보면서도 각자가 사물을 다르게 인식한다.

여기에 간장혈이 잘 된 사람과 간장혈이 잘 되지 못한 사람의 사물 인식은 또한 달라질 것이 분명하다. 이런 관점에서 보면 객관적인 사물 인식은 없는지도 모른다. 사람이 객관적이라는 말을 쓰는 것이 자연의 법칙이라는 실상에는 맞지 않을 수도 있다.

눈의 안쪽을 보면 여섯 개의 근육이 수정체에 연결되어 있다. 이 근육들이 안구가 사물에 초점을 맞추는 것을 미세하고도 끊임없이 조절하고 있다. 안구의 근육이 간의 소설작용으로 에너지를 공급받아 사물에 초점을 맞춘 후 뇌에서 인식작용이 일어난다. 또한 간이 해독을 하고 각종 영양소를 만들고 포도당을 저장했다가 몸에 필요한 곳으로 혈액과 진액에 보내는 생리작용처럼, 근육도 에너지로 곧 바뀔 영양소의 보관창고이다. 간의 생리작용과 근육의 생리작용의 원리가 같다.

근육은 우리가 몸을 쓸 때 힘을 내는 조직이다. 심지어 뇌도 근육으로 되어 있다. 귀가 듣고 눈이 보고 내장근들이 자기 역할을 하는 것이 다 근육을 움직여서 하는 일이다. 때문에 근육은 에너지로 바로 바뀔 수 있는 에너지원을 담뿍 담고 있어야 한다. 근육은 에너지원을 저장한 간장혈과 움직일 때 에너지를 보내는 소설작용으로 기능하는 몸의 주요 부위이다. 근육은 우리 몸에서 상당히 큰 조직이다. 근육 사이로 경맥과 혈관과 신경이 흐르고 있기에 근육의 부드럽고 힘 있는 상태가 혈관과 경락과 신경 흐름에 매우 중요한 영향을 끼친다.

간장혈이 잘된 근육은 부드럽고, 유연하면서 힘을 써야 할 때 필요한 힘을 잘 발휘한다. 앞의 '기의 성쇠'에서 이야기했지만, 사람 몸은 세월의 변화에 따라 필연적으로 변해간다. 가장 먼저 줄어드는 것이 정(精)이고, 이에 따라 줄어드는 것이 바로 간기(肝氣)이다. 간기가 줄어들게 되면, 간의 생리작용인 간장혈과 간주소설이 잘 안된다. 간장혈과 간주소설이 잘 안되면 먼저 근육의 크기가 줄어들고 이어 근육의 탄력이 줄어들어 근육은 힘이 약해진다. 근육이 약해지면서 힘줄도 함께 약해진다. 힘줄이 약해지면 관절을 사용할 때 관절의 유연성이 떨어진다. 근육과 힘줄이 약해지고 나면 이어 연속적으로 약해지는 것이 뼈다. 이 과정이 늙어가는 과정이다.

힘줄이 약해지기에 무릎이 굽어지고 허리가 굽어간다. 근육이 줄어들었다는 것은 저장된 에너지의 양이 줄어들었다는 뜻이다. 저장된 에너지가 줄어드니, 분노의 감정이 찾아왔을 때 그것을 다르게 해석할 에너지가 많이 저장되지 못한 사람이 되는 셈이다. 그러니 근육이 분노를 조절해주는 역할을 하고 있다고도 볼 수 있다.

나이가 들어가면서 몸을 간기울결과 간화상염(肝火上炎)[62] 속에 놓아두는 시간이 지속된다면 우리 몸의 가장 취약한 부위의 세포는 자기역할을 원활하게 할 수 있는 환경을 조성받지 못한다. 취약 장기의 세포부터 이상 반응이 시작된다. 이 이상반응들이 모여서 사람은 병을 만나게 된다.

중요한 것은 이 과정 속에서 자신의 간과 담을 돌보는 새로운 일상을 어떻게 개발할 수 있는가이다. 약해지는 간기는 근육을 돌봄으로써 그 간기가 약해지는 정도를 조절해 나갈 수 있다. 또한 분노와 자신을 향한 자책 등의 감정을 간기를 돌봄으로써 조절할 수 있다. 몸 안에 들어 있는 간과 담을 직접적으로 돌볼 수 있는 방법은 없다. 하지만 『동의보감』의 이론에 따르면 간의 주요한 생리작용을 고스란히 담고 있는 근육을 돌보는 것으로 간과 담을 돌볼 수 있는 길이 열린다.

분노와 짜증 어린 일상이 아닌 부족하지만 생기를 만들어 가는 일상으로의 전환을 스스로 만들어낼 수 있는 길은 자신의 근육을 돌보는 것에서부터 시작할 수 있다. 자신의 근육을 돌보는 것은 곧 간의 정신작용인 혼이 원활한 정신작용을 하도록 정을 충분히 저장한다. 그러면 사람의 일상은 생기 속에서 살아가는 것이 가능해진다.

사람 몸의 근육에는 12경맥이 지나는 길이 있다. 간경락과 담경락은 족궐음간경근과 족소양담경근을 부드럽고 힘 있게 만드는 기활동을 한다. 또한 간경근과 담경근이 부드럽고 힘이 있으면, 간경락과 담경락은 순환이 잘 되어 간의 생리작용과 정신작용이 원활해진다. 그 부위의 근육이 늘어지고 힘이 없으면 간경락과 담경락은 연락을 잘하지 못하여 순환하기 어렵다.

이렇게 되면 간의 감정은 정신활동으로 이어지기보다 감정인 분노로 이어져 더욱 조절이 어려워진다. 그래서 나이가 들면 인자해지는 것이 아니라, 쉽게 자주 노여움을 타고 상황을 잘 파악하기 어려운 사람이 되어 살아간다. 자신을 돌보지 않는 사람이 맞이할 모습이다.

1) 간과 담을 돌보는 동의보감 요가 자세

◆ 요가스쿼트 준비물: 스쿼트 벨트, 아령

① 아령을 손에 들고 허벅지에는 스쿼트 밴드를 착용한 후 요가스쿼트 자세를 수행한다.

② 아령을 든 손을 가볍게 구부리면서 무릎을 굽힌다. 이때 무릎이 앞으로 나오는 것이 아니라 의자에 앉듯이 엉덩이를 뒤로 조금 빼면서 무릎을 굽힌다. 무릎이 앞으로 나오지 않도록 조금 앉은 후 아랫배 _{기해혈·석문혈·관원혈부위} 를 허리 쪽으로 살짝 당기는 느낌으로 자세를 시행한다. 이렇게 하면 허리뼈 옆의 척추기립근에 힘이 가해진다. 이 상태에서 무릎과 어깨는 힘을 빼고 자세를 유지한다. 자세를 완성한 후 1, 2, 3을 세고 일어선다.

③ 요가스쿼트 자세를 10회에서 15회 시행한다.

④ 딥롤러를 담경락과 담경근이 있는 부위(옆 허벅지) 〈그림 9, 10〉 참조 에 대고 롤링한다. 반대편 허벅지도 시행한다.

⑤ 요가스쿼트와 딥롤러 굴리기를 교대로 총 3세트 시행한다.

⑥ 동작 시행 후 누워서 도화행공을 3~5분 시행한다.

〈요가스쿼트 자세〉 동작 예시

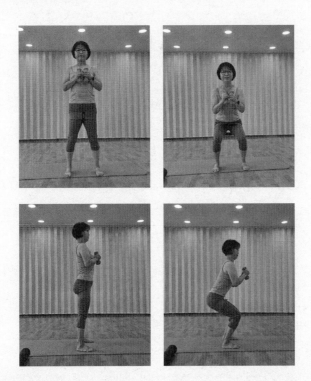

〈딥롤러로 허벅지 굴리기〉 동작 예시

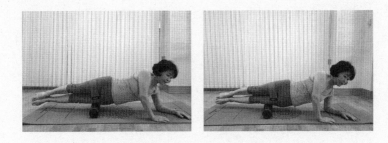

※ 딥롤러로 허벅지 굴리기를 할 때 옆 허벅지를 하다가 엉덩이를 바닥 쪽으로 살짝 숙여서 허벅
　지의 약간 앞쪽을 굴리는 것도 함께한다.

◆ 박쥐 자세

① 매트에 앉아서 가능한 만큼 양다리를 벌리고, 골반 _{천골} 을 세운다.

② 상체를 오른쪽 무릎쪽으로 돌리고 두 손을 오른쪽 무릎 위에 올린다. 두 손을 서서히 종아리와 발쪽으로 내리면서 머리보다 아랫배가 먼저 허벅지를 향하도록 상체를 내린다. 머리를 숙인다고 생각하지 말고 아랫배를 허벅지로 내민다고 생각하며 동작한다. 호흡을 3~4회 한다.

③ 몸을 일으켜서 상체를 왼쪽 무릎 쪽으로 돌리고 두 손을 왼쪽 무릎 위에 올린다. 마찬가지로 아랫배를 왼쪽 허벅지를 향해서 내밀면서 상체를 숙인다. 호흡을 3~4회 한다.

④ 왼손으로 왼쪽 엄지발가락을 잡고 오른팔은 들어서 귀에 붙이고 상체를 왼쪽 무릎을 향해서 옆으로 내린다. 호흡을 3~4회 한다. 호흡을 하면서 숨을 마시면서 천골뼈를 배 쪽으로 살짝 민다. 숨을 내쉴 때 몸의 긴장을 푼다.

⑤ 올라와서 오른손으로 오른쪽 엄지발가락을 잡고 왼팔은 들어서 귀에 붙이고 상체를 오른쪽을 향해서 내린다. 호흡을 3~4회 한다. 호흡을 하면서 천골뼈를 배 쪽으로 살짝 민다. 숨을 내쉴 때 몸의 긴장을 푼다.

⑥ 박쥐 자세를 하고 난 후 요가스쿼트를 다시 해보면 몸이 매우 가벼운 가운데에서 요가스쿼트를 할 수 있음을 경험할 수 있다.

⑦ 도화행공을 한다.

〈박쥐 자세〉 동작 예시

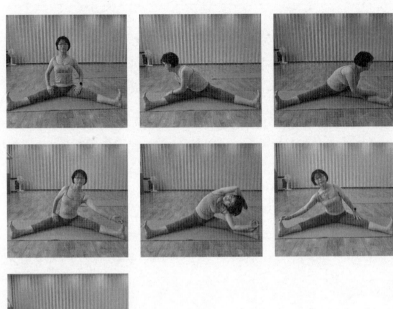

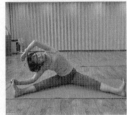

◆ 소머리 자세

① 오른쪽 무릎을 왼쪽 무릎 위에 올리고 두 무릎의 중앙선이 일치하도록
한다. 두 무릎의 중앙선과 가슴의 중앙선을 최대한 맞추려고 노력한 후 두
손으로 두발을 살짝 잡는다. 골반을 앞으로 밀면서 상체를 천천히 숙인다.
호흡을 3~4회 한다.
② 반대 자세를 시행한다.

※ 앞서 설명한 동작을 할 때, 그림에 간과 담의 경맥의 흐름을 생각하면서 동작을 시행
한다. 간경락과 담경락은 다리의 안쪽과 바깥쪽을 흐른다. 또 담경락은 머리의 많은 부
분을 중첩하여 흐른다. 이것을 통해 혼의 정신작용에 담의 역할이 크다는 것을 알 수 있
다. 그러니 간과 담을 돌보는 동의보감요가자세를 통해 간담의 정신작용인 혼과 간담
의 감정인 분노와 짜증을 돌볼 수 있다. 간경락과 담경락이 흐르는 경맥의 지점들을 생
각하면서 호흡을 진행한다.

〈소머리 자세〉 동작 예시

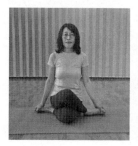 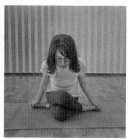 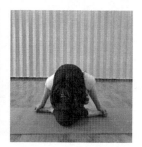

간단한 족궐음간경 탐구

족궐음간경이 흐르는 부위는 엄지발가락에서 ^{대돈혈} 시작되어 다리의 안쪽 부분을 따라 올라가다가 백회혈에 이른다. 그러하기에 걸을 때 엄지발가락 쪽에 마음을 두고 걷는다면 자신의 간담과 간의 정신작용 그리고 간의 감정을 돌보는 걷기를 할 수 있다. 또한 간경은 생식기 주변과 유방부위를 지나면서 머리로 올라간다. 간경락을 돌보는 동의보감 요가 자세나 걷기 _{간경락을 중심으로 걷기} 를 한다면 자신의 생식기와 유방의 병증이 생기는 것을 조절할 수 있다. 혹은 그 부위에 병이 발병하였다면 간경락과 담경락을 움직임으로써 자신의 병을 조절할 수 있다.

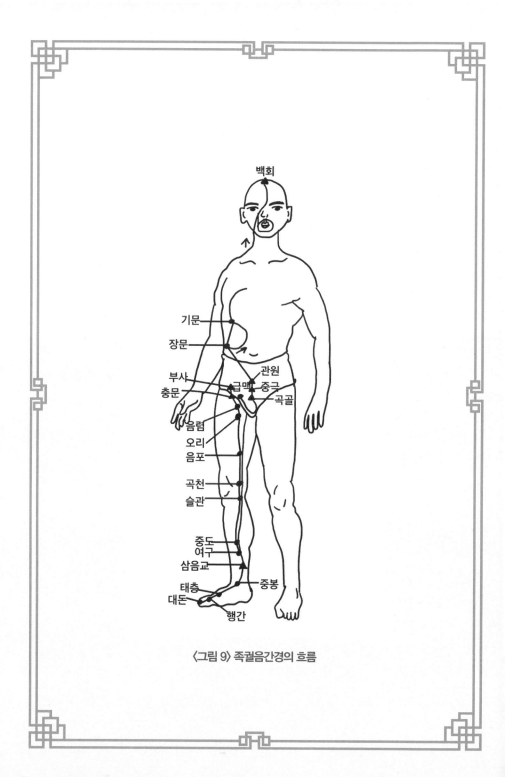

백회

기문
장문

부사
충문
음렴
오리
음포
곡천
슬관
중도
여구
삼음교
태충
대돈
행간

관원
급맥
중극
곡골
중봉

〈그림 9〉 족궐음간경의 흐름

간단한 담경 탐구

담경은 눈꼬리의 동자료혈에서 시작되어 발가락의 지음혈까지 흐른다. 담경의 특징은 머리를 몇 겹으로 왔다 갔다 하면서 흐른다는 점이다. 그 경락이 흐르는 자리로 볼 때 간과 담에 간직된 정이 충만하다면 뇌의 활동이 맑고 원활하게 일어날 수 있다. 특히 뇌의 측두엽에는 기억을 저장하는 부분이 있고, 언어활동이 일어나는 자리가 있으며 들은 소리를 언어로 바꾸는 작업을 하는 부위가 있다. 담경의 원활한 순환으로 정신의 활동이 지성으로 이어지도록 할 수 있음을 알 수 있는 힌트이다.

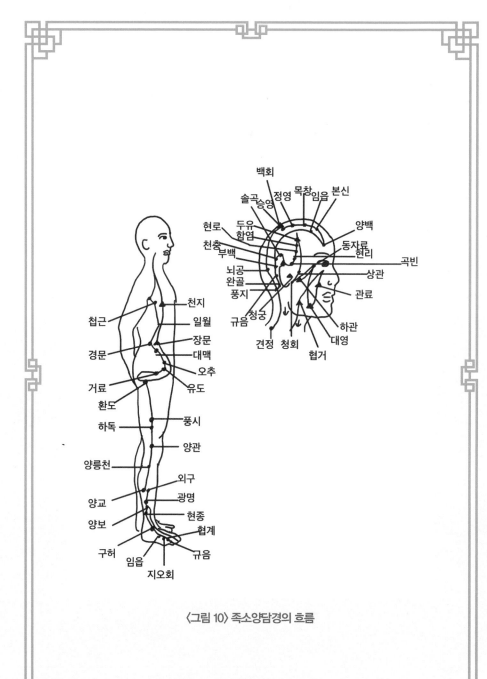

백회
솔곡 승영 정영 목창 임읍 본신
현로 두유
함염
천충
현로 두유 함염
천충 부백
뇌공
완골
풍지
규음 청궁
견정 청회 협거

양백
동자료
현리
곡빈
상관
관료
하관
대영

첩근 천지
일월
장문
대맥
오추
유도
경문
거료
환도
하독
양릉천
양교
양보
구허
임읍
지오회

풍시
양관
외구
광명
현종
협계
규음

〈그림 10〉 족소양담경의 흐름

4장

동의보감 요가의 활용

기와 혈의 배분으로
만족을 만들어라

발산(發散)하며 기(氣)를 배분하는
화(火)에너지

화(火)의 에너지가 지구 위에 펼쳐지면 지구에는 여름이 시작된다. 쏟아지는 태양에너지로 지구 위의 모든 생명은 몸을 키운다. 태양에너지의 양이 늘어남에 따라 지구 위의 생명들은 성장을 향해 나아간다. 나뭇잎은 자신의 잎을 가장 크게 펼치고 그 잎으로 광합성을 하고 영양물질을 만들어 자신의 본체인 나무의 몸을 성장시킨다. 동물들도 태양에너지를 받아 가장 큰 활동력으로 몸을 키우며 자손들을 잉태한다. 사람 역시 여름의 시기 20대와 30대의 시기 에 몸을 성장시킨다. 성장하는 몸을 가지고 자신을 둘러싼 세상 속에서 다양한 경험들을 겪어내며 자신의 정신을 키운다. 여름은 이처럼 많은 태양에너지가 지구 위로 쏟아지는 시기이다. 그리고 그 태양에너지를 받아들여 성장하고 발산하는 시기이다. 지구 위 모든 생명의 활동력이 가장 왕성해지는 시기이다.

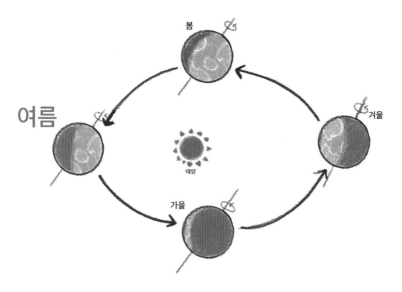

〈그림 11〉 지구의 자전과 공전–여름의 지구 위치

지구 위의 모든 생명들은 1년 중에는 여름 동안 사월(巳月)·오월(午月)·미월(未月), 하루에는 아침 9시 반 사시·巳時 부터 오후 3시 반까지 미시·未時 가장 왕성한 활동을 한다. 이 활동을 위해서는 한시도 쉼없이 영양분이 공급되어야 한다. 이때 공급되는 영양분이 정(精)이며, 정(精)이 그 모습을 바꾼 '혈액과 진액'이다. 혈액은 심장근의 박동으로 기(氣)를 공급받아 혈관을 따라 몸의 각 필요한 곳으로 공급된다. 진액 역시 기(氣)를 공급받아 세포와 조직에 필요한 곳으로 이동한다. 이런 활동이 '기(氣)의 나뉘어짐, 즉 배분(分)'이다. 붙여서 말하면 '기분(氣分)'이다. 몸의 각 부분으로 기·혈·진액이 골고루 나누어진 상태가 기의 배분이 좋은 상태이다. 또한 사람들은 이런 몸 상태일 때 대체로 편안함을 느낀다.

오장육부, 손과 발, 눈과 코 등이 각각 맡은 몫을 기분이라고 한다. 각 각의 기가 자신의 몫을 다 하고 있으면 기분이 좋고 그렇지 못하면 기 분이 나쁘게 된다. 몸의 상태에 따라 기분이 달라지는 것이다.

(p365, 박석준 지음, 『동의보감 과학을 논하다』, 바오출판사)

몸은 자신의 상태를 유지하기 위해서 에너지를 쉼 없이 공급받아야만 한다. 공급받는 에너지, 즉 혈액과 진액은 각각의 몸의 필요 부분으로 공 급된다. 이렇게 오장육부와 손과 발 그리고 눈과 코 등 감각기관 등으로 혈액과 진액이 잘 나눠지면 기분이 좋다고 몸은 느낀다. 정·혈액·진액 이 오장육부와 손·발, 눈·코 등 필요한 곳으로 잘 나누어졌을 때의 느낌 이다.

반면이 '기분이 나쁘다'는 정·혈·진액이 몸의 어느 한 곳에 몰려서 기 가 잘 배분되지 않았을 때 느껴지는 정서상태이다. 대체로 정·혈·진액 이 한곳으로 몰린 상태는 하나의 감정에 사로잡힌 상태이거나 자신 앞의 현실이 자신이 원하는 상태가 아닐 때이다. 또 몸의 에너지 총량이 부족해 서 기의 배분이 골고루 되지 못할 때 느껴지는 기분 나쁨이다. 사람들은 이렇게 자신의 기(氣) 배분 상태를 '기분이 좋다 또는 나쁘다.'라는 말로 느 끼며 표현하고 다른 사람들의 기배분 상태를 읽어서 서로 소통한다.

화(火)에너지의 속성은 끊임없는 '발산'이다. 태양은 지속적으로 에너지 를 태양계의 모든 별에게 발산하고 있다. 태양의 이 지속적이고 끊임없는 고른 에너지의 공급이 있기에 지구 위의 모든 생명은 자신들의 생명을 유 지할 수 있다. 발산된 화의 에너지를 한곳에 모아 두면, 시간이 지남에 따 라 열(熱)에너지로 바뀐다. 지구에 사는 생명들은 빛에너지가 열에너지로 바뀐 상태를 몸이라는 형체 껍데기 에 가두어서 생명을 유지한다. 지구 위의 생명은 하늘에서 내려주는 태양에너지와 그 태양에너지가 덥힌 땅 에너지를 동시에 자신의 몸 안으로 수렴하며 살아간다.

사람의 몸은 외부와 분리된 하나의 형(形)으로 존재한다. 이 형체는 독립된 몸으로 일정한 열에너지가 몸 안에서 끊임없이 고르게 분배됨으로써 자신의 형체를 유지한다. 태양에너지가 몸의 온도와 비슷하게 지구 위에 내리쬐는 봄과 가을에는 사람은 몸의 온도를 유지하는 데에 에너지를 많이 쓰지 않는다. 하지만 태양에너지가 너무 많이 공급되거나 너무 적게 공급될 때에는 몸의 일정한 온도를 유지하기 위해서 몸은 좀 더 많은 자신의 에너지를 써야 한다. 그래야 외부의 온도에 조응하면서 자기 몸의 일정한 온도를 유지할 수 있다.

아주 작은 몸 안의 온도 변화에도 몸 안의 오장육부는 자기 역할을 충실하게 해낼 수 없다. 하여 몸은 몸 안의 온도를 일정하게 유지하는 것을 가장 최우선으로 한다. 항상적으로 몸의 온도를 유지해야 한다. 사람에게 있어서 이 일정한 온도를 유지하도록 전신에 혈을 공급하는 기관이 심장이다. 지구와 태양계의 모든 행성들이 태양의 쉼 없는 에너지의 발산으로 지구와 태양계 행성들의 환경을 유지하는 것과 똑같이 말이다. 심장이 전신에 배분한 혈로 사람 몸은 대략 36.5도의 몸을 유지하며 산다.

이처럼 사람의 몸 안에서 화에너지의 발산을 속성으로 하는 장기가 '심장과 소장'이다. 사람의 몸에서 마치 심장은 태양처럼 에너지를 골고루 쉼 없이 혈액을 통해서 전신에 배분한다. 심장의 박동으로 몸은 어떤 부분도 예외 없이 고르게 혈액을 공급받는다. 여름의 에너지인 화(火)는 고르게 발산되어 곳곳에 기운이 잘 배분토록 하는 것이 그 속성이다. 태양이 자신의 에너지를 골고루 나누는 그 방식 그대로다. 또한 소장은 사람이 먹은 음식들이 포도당 · 지방산 · 단백질로 바뀌면, 소장의 열(熱)을 이용해서 몸 안으로 흡수하는 기관이다. 심장이 몸에 공급하는 질 좋은 혈액이 만들어지는 것은 소장의 열을 이용해서 얼마나 잘 영양분들을 몸 안으로 흡수할 수 있느냐에 달려 있다. 이처럼 발산과 고른 배분이 화기운의 핵심 속성이다.

7개의 구멍과 3개의 털을 가진 심장, 소장의 청탁 구분

태양에너지가 단 한순간도 쉬지 않고 지구 위에 내리쬐어 생명을 살아 가게 하는 원천의 역할을 하듯이 심장 역시 단 한순간도 쉬지 않고 몸의 각 부위로 혈액을 보낸다. 심장이 더 이상 혈액을 보낼 수 없는 상태가 되면 생명은 끝이 난다. 생명은 자신을 유지하기 위해 다른 생명을 먹어서 정(精)을 만들고, 태양에너지와 조응하며 그 정(精)을 기화시켜 몸의 열을 유지한다. 『동의보감』에서는 이러한 심장의 기능을 '군주지관(君主之官)' 이라고 부른다. 동양에서 군주는 자신의 백성들을 위해 쉬지 않고 끝없이 일하는 자이다. 군주가 백성들을 배불리 먹게 하고 잘 살 수 있도록 보살 피지 않으면, 백성들은 그 군주를 버리고 다른 군주에게 간다. 백성들을 위해 절대 한순간도 쉴 수 없는 군주처럼 심장은 몸과 정신의 유지를 위해 박동 친다.

심장이 혈을 잘 배분하고 있을 때, 사람들은 대체로 별 느낌 없이 편안 하다. 심장이 박동치는 것이 종종 혹은 자주 느껴지는 상태를 상상해보자. 어떤 일에 집중하고 있는데 고동치는 심장박동이 느껴진다면 그로 인해 집중은 깨질 것이다. 더군다나 심장박동이 느껴지는 상태는 살짝 흥분된 상태이거나 아니면 매우 긴장된 상태이다. 이런 경우는 혈에 열이 있거나 혈이 평소보다 빠르게 공급되는 상태이다. 때문에 심장은 느껴지지 않아야 편안한 상태이다.

심장이 혈을 배분하는 박동이 종종 느껴지는 것을 보통 부정맥 또는 심계항진(心悸亢進)[63]이라고 부른다. 심장은 느껴지지 않아야 생리작용이 잘 되고 있는 상태이다. 마치 태양에너지가 항상 사람들에게 생명의 원천에너지를 제공하고 있지만 그것을 사람들이 느끼지 않고 자신의 삶을 편안하게 사는 것과 같다.

심장의 무게는 12냥이고 그 가운데 7개의 구멍과 3가닥의 털이 있으며, 정즙 3홉을 담을 수 있는데, 신(神)을 저장하는 기능이 있다.

(p400, 허준 지음, 『동의보감』, 법인문화사)

몸의 상체는 2개의 막을 기준으로 세 부분으로 나누어진다. 첫 번째 막이 폐와 심장 아래에 위치한 '횡경막'이다. 두 번째 막이 대장 아래의 '복막'이다. 복막 아래에 생식기와 요도·항문이 위치한다.

심장은 횡경막의 상부에 왼쪽 폐 쪽으로 살짝 기울어져서 위치한다. 아래로 늘어진 연꽃 봉오리모양의 심장 〈그림 12〉 참조 에서는 화의 에너지가 매 순간 전신으로 분출된다. 하여 그 화에너지가 너무 과하게 넘치지 않고 혈관으로 잘 이동하도록 심포가 감싸고 있는 모습이다. 또한 심장은 양쪽의 폐 사이에 위치하는데, 폐는 나중에 살펴보겠지만 금기(金氣)의 장기이다. 금기는 음기(陰氣)이기에 심장의 화기가 너무 넘치지 않도록 폐로 이

중 장치를 해놓았다고 볼 수 있다.

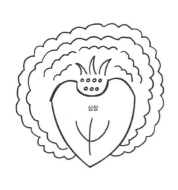

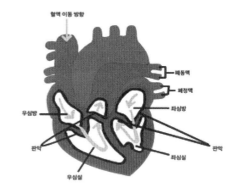

〈그림 12〉 동의보감에서의 심장   〈그림 13〉 심장의 구조

『동의보감』에서의 심장의 모양과 기능에 대한 설명에는 매우 독특한 점이 있다. 바로 심장에 '7개의 구멍과 3개의 털'이 있다는 표현이다. 〈그림 12〉 참조 7개의 구멍은 칠규(七竅)⁽⁶⁴⁾를 말한다. 칠규는 앞에서 살펴보았지만 얼굴에 있는 7개의 구멍으로 감각기관이다. 몸이 외부세계를 만나고 인식한 정보를 뇌로 보내는 기관들이다.

이 7개의 구멍은 혈액의 지속적인 공급이 있어야만 눈으로 보고, 귀로 듣고, 코로 냄새 맡고, 입으로 먹고 말할 수 있다. 혈액의 지속적인 공급으로 몸은 외부 세계를 보거나 듣거나 냄새 맡아서 인식한다. 이 인식에 기반하여 사람은 살아간다. 사람은 독립적으로 존재하면서도 칠규의 활동으로 외부세계와 실시간 소통한다.

외부세계와의 상호작용으로 사람은 매일의 날씨를 느끼고, 자신이 처한 공간의 기운을 느끼며, 사람 혹은 사건과의 관계맺음에서 생겨나는 기운을 읽는다. 이와 같이 외부세계의 변화와 기운을 읽는 기관인 칠규의 활동에 바탕하여 사람들은 살아간다. 하나 더 피부도 외부세계를 읽는 매우 중요한 기관 중 하나이다. 6장에서 더 자세히 알아볼 예정 이처럼 외부세계와 소통하며 그 외부세계를 읽어내는 칠규와 심장의 관계를 '7개의 털'이라는 말로 표현해 놓았다.

칠규와 몸이 받아들인 정보는 뇌로 전달된다. 앞에서 살펴보았던 것처럼 받아들인 정보를 뇌는 이전에 기억했거나 경험했던 정보들과 빠르게 비교하면서 방금 보내온 칠규의 정보를 해석한다. 사람이 언어를 습득하는 과정도 아기일 때 매일 들었던 그 소리들을 바탕으로 말을 배운다. 또한 아기들은 매일 본 부모의 얼굴을 바탕으로 시각을 형성한다. 그렇게 사람은 다른 사람의 얼굴에 가장 민감하게 시각을 형성한다. 이에 바탕하여 사람 얼굴의 미묘한 변화를 읽는 생명으로 자라난다. 아기는 자신을 둘러싼 문화 속에서 자라나면서 그 문화를 바탕으로 자신의 삶을 구성한다. 사람의 삶을 구성하여 사람 안에 내재화된 문화는 사람이 사회적 관계를 맺을 때, 주요한 정보를 제공한다. 아기 때부터 사람은 이렇게 자신을 둘러싼 사람과 환경과 문화를 경험하면서 그것들로 자신을 만들어간다.

얼굴에 있는 7개의 구멍이 자신들의 기능을 잘하고 못하고는 혈의 일정한 공급량과 칠규의 요구량에 따른 더 많은 혈액이 공급될 수 있느냐에 달려 있다. 만약 어제까지의 어떤 한 사람이 많이 가공된 음식과 지나친 감정 속에 있었다면 질 좋은 혈액은 생산될 수 없다. 질 좋은 맑은 정을 담은 혈을 칠규가 공급받을 때 칠규는 외부세계를 민첩하게 읽어내면서도 자의적으로 외부세계를 읽을 가능성이 낮아진다. 그 사람의 일상과 음식이 그 사람의 혈의 맑음을 매일 결정한다. 그 사람의 맑은 혈(血)이 칠규의 원활한 감각기관으로서의 역할을 수행하도록 한다.

지금의 우리들은 잘 상상할 수 없지만, 심장의 3개의 털이 있다는 말은 오래전 동양의 현자들이 세계를 보았을 때 사람과 우주가 소통하는 존재였음을 이 말속에 담아놓았다. 『동의보감』에서 바라보는 사람은 자신을 둘러싼 외부세계뿐만 아니라, 우주와 상호작용하는 존재였다. 동양의 사람들은 모여 살기 시작하면서부터 하늘을 관찰했다. 자신들이 처한 상황과 위치를 알고자 하는 마음이 하늘을 관찰하는 것으로 이어졌다.

이렇게 아주 오래전부터 천문학을 발달시켜왔다. 항상 천문을 읽었던 사람들은 사람이 우주적으로 연결된 존재라는 사유를 했다. 외부 세계의 변화를 잘 읽고 우주의 변화를 항상 인식하는 사람에게는 그 특징이 있는데, 바로 심장에 3개의 털을 갖게 된다는 것이다. 3개의 털은 하늘의 삼태성[15]과 소통하는 자의 표식 같은 것이다.

또한 소장은 열에너지를 바탕으로 비장과 위장이 아주 잘게 분해한 음식물의 성분을 포도당 · 지방산 · 단백질_{아미노산} 로 완전히 바꾸어서 몸 안으로 흡수하여 질 좋은 진액과 혈액이 되도록 하는 핵심 장기이다. 적당한 열로 나와 다른 정(精)을 가진 음식물의 물성을 바꾸어서 흡수하는 장기이다. 이때 포도당 · 지방산 · 단백질로 잘 바뀌어서 흡수되는 영양분들은 청(淸)하다고 부른다. 잘 바뀌지 못하여 미세하고 정미롭게 되지 못한 영양분들은 탁(濁)하여 대장으로 넘어간다. 이러한 소장의 기능이 비별청탁(泌別淸濁)[16]이다. 심장과 소장은 이처럼 화와 열에너지로 자신들의 기능을 충실하게 해내는 장기들이다.

오장육부가 기혈을 충분히 공급받아 자기 역할을 충실하게 하게 되면, 몸의 내부는 편안하고 고요하며 규칙적이게 된다. 몸 안이 고요하고 편안하면 몸과 정신은 자신이 처한 외부환경과 세계에 집중할 수 있다. 편안한 몸이 만들어내는 집중으로 외부세계가 변화해가는 것을 민감하고 능동적으로 읽어낸다. 읽어낸 정보를 해석하는 뇌와 정보를 읽도록 에너지를 공급하는 심장은 이와 같은 협력으로 사람에게 정신활동이 생겨나게 한다. 이런 이유로 동양의학에서는 이러한 정신활동을 하는 중심을 '심장'이라고도 부르고 또 '뇌'라고도 말한다. 이것은 또한 '마음'이기도 하다.

혈액이 흐르는 모든 곳은
심장이다

해부학적으로 보면 오장육부는 몸 안에서 각기 자기 자리에 위치한다. 해부학적 시선으로만 오장육부를 보면 오장육부는 몸 안에만 있는 장기일 뿐이다. 하지만 『동의보감』의 생명관에서는 형태적 관점과 에너지적 관점이 있다. 오장육부가 형태적 관점에서는 몸 안에 구체적인 모습으로 위치한다. 또한 에너지적 관점으로 오장육부를 본다면 몸의 각 부분은 같은 에너지의 속성 목·화·토·금·수 으로 계열화되어 그 해당 장기와 같다고 본다.

앞에서 살펴보았듯이 간의 상태는 눈과 근육으로 드러나고, 근육을 부드럽고 탄탄하면서 힘있게 만들어 가면 그에 따라 간도 건강해진다. 근육이 좋으면 간이 건강하고, 간이 건강하면 근육상태가 좋다. 이런 관점에서 『동의보감』에서의 치료법은 같은 에너지성에 근거하여 몸을 치료하고 돌보는 관점이다. 그러니 『동의보감』에서는 굳이 생명을 위협할 정도의 병이 아니면 몸의 외형을 지속적으로 돌보면서 그 외형을 충실하게 만들어가는 것이 치료의 한 방법이다. 외형의 변화와 충실함으로의 이행은 고스란히 몸 안의 오장육부의 건강성으로 이어진다고 보기 때문이다.

『동의보감』에서는 심장과 혈관의 관계를 '심주혈맥(心主血脈)'이라고 부른다. 사람이 먹은 음식물은 위장과 소장에서 분해되고 흡수되어 정미로운 형태가 된다. 이 정미로운 형태가 된 음식물은 혈액과 진액 안에 녹아서 심장의 박동으로 전신에 공급된다. 이러한 공급이 심주혈맥(心主血脈)이다. 심장의 박동치는 기(氣)로 모든 동맥혈관은 피를 펌프질하여 손끝·발끝의 몸의 말단까지 피를 공급한다. 심장박동으로 혈을 공급하고 혈이 도달한 몸의 부분에는 심장의 기운이 함께 전달한다. 그러므로 『동의보감』에서는 혈이 가는 곳이 곧 심장이 가는 곳이라고 말한다.

이처럼 혈이 전신에 공급되어 심의 기운이 고루 전달된 상태를 "심기가 왕성하고 심혈이 충만하며 심장의 박동이 규칙적이어서 혈액이 정상적으로 운행되면 맥상이 조화롭고 힘이 있고 얼굴 전체가 홍조를 띠고 윤택[67]하여, 혀가 붉으면서 윤기가 있고 정신이 맑아 사물에 대한 반응이 민첩"[68]하다고 말한다. 심기가 왕성하고 심혈이 충만하여 박동이 규칙적으로 고동치면, 그로 인해 사람은 조화롭고 편안하다.

혈액을 원활하게 공급받는 사람의 얼굴은 혈색이 좋고 광택이 있다. 그 사람의 얼굴의 색과 광택이 심장의 혈액공급 상태를 고스란히 보여준다. 얼굴이라는 외형이 심장의 생리기능 상태를 고스란히 보여주고 있다. 특히 얼굴 중에서 이마가 깨끗하고 이마에 광택이 있으면서 맑으면 심장이 건강하다. 그러하기에 자신의 심장이 혈공급을 잘하고 있는지 궁금하다면 자신의 얼굴을 보면 된다. 얼굴의 선이 뚜렷하고, 얼굴색이 살짝 복숭아빛이면서 잔잔한 광택이 있다면 심장이 자기 역할을 잘 하고 있는 것이다.

혈액이 정상적으로 몸의 각 부분으로 잘 전달되면 사람은 정신이 맑고 그로 인해 사물에 대한 반응이 민첩해진다. 사물 사람도 포함한다. 에 대한 반응이 민첩하다는 것은 그 사물과의 관계맺음이 너무 빠르지도 느리지도 않아서 적당한 말과 행위를 한다는 뜻이다. 충분한 혈공급으로 인해 뇌는 몸이 처해 있는 상황과 관계들을 재빠르게 읽어내어 그 상황에 맞는 정신 활동을 한다. 이런 상태의 사람은 다른 사람과 관계 맺을 때나 또 어떤 특정한 상황에 있을 때 자신이 어떻게 말하고 행동해야 할지를 알고 행한다. 적적한 타이밍에 맞게 말하고 표정 짓고 움직인다.

문제는 심장의 혈공급이 원활하지 않을 때의 사람이다. 심장의 혈공급이 원활하지 않으면 얼굴의 색깔과 윤택이 변한다. 얼굴빛이 어두워지거나 창백해지면서 옅은 푸른색이나 검은빛이 섞인 붉은빛을 띠게 된다. 혀에 광택이 없으면서 색깔이 백색이거나 어두운 붉은빛을 띤다. 혈공급이 원활하지 않으면 심장박동이 불규칙해지거나 때론 빠르게 뛴다. 심장이 두근두근 느껴진다. 아무 일도 없는 것 같은데 심장이 두근거리는 것이 느껴진다면 그것은 혈에 기가 부족하거나 혈의 밀도가 떨어져서 몸의 말단까지 피를 공급하기 어렵다는 심장의 메시지이다. 혈이 몸의 손끝 발끝까지 공급되지 않으니 몸에 열이 떨어져서 사지가 차가워진다. 손발이 차갑다는 것은 심장이 혈공급을 할 때 부담감을 안고 자신의 일을 하고 있다는 뜻이다.

이렇게 되면 가슴이 자주 답답해진다. 심장은 몸의 말단까지 혈을 공급하려고 계속 박동치는데 막상 혈액이 몸의 끝까지 전달되지 않으니 심장만 왕왕 돌게 되어 답답함을 느끼게 된다. 질 좋은 혈액을 충분히 공급받아서 심장이 박동치지 않으면, 심장의 화기가 _{충분한 수기를 공급받지 못한 화에너지} 온몸으로 고르게 배분되지 못한다. 솟구치려는 화기의 속성상 화기는 어깨와 머리쪽으로 올라간다. 이렇게 되면 자신의 원래 목길이를 잃어버린다. 목이 짧아진다. 목이 짧아지니 목근육은 당연히 굳을 수밖에 없다.

목이 짧고 목근육이 굳으면 우선적으로 뇌로 공급되는 혈액이 원활하지 못한다. 뇌의 필요량에 맞추어서 혈을 공급하지 못한다. 뇌가 외부세계를 읽어서 가장 최적의 판단을 하는 물리적 조건이 안 좋아지는 것이다.

그리하여 가슴이 답답해지면서 자기도 모르게 한숨을 폭폭 내쉰다. 심장이 질 좋은 수분을 담은 혈액을 사지말단까지 공급하지 못하여 사지가 차가워지면 자신이 처한 외부세계를 읽을 수 있는 에너지도 부족해진다. 사지말단까지 몸을 데우는데도 에너지가 부족한데, 외부세계까지 매 순간 민감하게 읽기는 어려운 것이 당연하다. 몸은 자신의 온도를 일정하게 유지하는 것이 최우선이다.

이런 몸이 되면 마음에 이유를 알 수 없는 근심이 생긴다. 외부세계는 변화하는데 그것을 인식하지 못한다는 막연한 느낌이 마음에 근심이 생긴다. 맑은 정신보다는 근심 어린 감정이 자주 그 사람의 마음을 채운다. 앞의 '기의 성쇠'에서 60대가 되면 심기가 부족해진다는 것이 바로 이런 상태이다. 나이가 들어가면서 몸의 말단까지 혈이 공급되지 않으니 외부세계의 미세한 변화를 읽을 수 없다. 그러니 외부세계의 변화를 감지할 수 없고 자신이 점점 고립되어 간다는 막연한 느낌을 근심으로 느낀다.

심장의 정신작용 신명(神明),
심장의 감정 기쁨과 쾌락

심장은 혈을 공급하고 혈은 기와 함께 전신에 기·혈·진액을 공급하여 정신을 편안하게 한다. 사람의 정신이 맑고 편안하다는 것은 혈과 심장이 원활하게 혈공급을 하고 있음이다. 혹시라도 자신의 정신이 맑지 못하다면, 먼저 자신의 혈을 만드는 재료인 음식물이 어떠했는지를 먼저 돌아보아야 한다. 또 자신이 겪은 경험을 담고 생성된 혈액이 자신을 어떤 마음에 있도록 하는지 살펴보아야 한다. 더불어 외부 기운을 읽는 몸의 말단까지 혈액이 잘 공급되고 있는지도 보아야 한다.

혈이 골고루 배분되지 않은 경우는 대체로 사람의 마음 안에 어떤 하나의 감정이 가득할 때이다. 그 감정을 유지하기 위해서는 많은 혈이 공급되어야 함으로, 몸이 필요로 하는 곳에 혈 즉 에너지를 공급할 수가 없게 된다.

심장의 생리작용 중 혈 배분과 더불어 가장 중요하게 생각하는 것이 바로 심장의 정신활동이다. 심장의 혈배분으로 칠규가 외부세계를 읽어내고 그로 인해서 많은 정신활동들이 만들어진다. 이것을 '심주신지(心主神志) 또는 심주신명(心主神明)'이라고 부른다.

앞에서 살펴보았듯이 아기가 태어나서 하나의 언어를 습득해가는 과정은 곧바로 그 언어에 들어 있는 문화를 함께 습득함을 의미한다. 사람들이 습득하는 언어에는 그 시대의 통념·문화·정신적 세계가 담겨 있다. 아기들이 태어나서 엄마·아빠와 주변 사람들의 말과 행동을 보고 경험하면서, 자신의 정신세계도 그와 비슷하게 배선한다. 그래야 주변의 다른 사람들과 소통할 수 있다. 물론 이 배선을 위해서 심장은 뇌에 많은 혈액을 공급해야 한다. 이 기본배선이 사람이 사물을 인식하고, 언어를 알아듣고 또 언어를 사용하고 문화를 받아들이고 문화 속에서 사는 기본의식을 형성한다. 문화가 각 사람들의 정신세계의 내용물을 구성한다. 심장의 혈 공급에 바탕하여 만들어지는 정신작용이다. 『동의보감』에서는 이 정신작용을 심장의 생리작용으로 본다. 사람은 기본 배선에 바탕하여 살아가면서 경험한 외부세계의 정보를 첨가하여 자신의 정신작용의 내용물들을 조금씩 다르게 바꿔 간다.

사람의 정신·의식·사유활동은 언어로 구성되고 머리 안에서 이미지로 떠오른다. 그러므로 신(神)은 사람 안의 간직된 언어와 이미지가 내용물이다. 신(神)은 인체의 형상·안색·눈빛·언어·반응·팔다리의 활동상태등을 언어화하면서 동시에 이미지화한다. 자기 자신도 그렇게 하며 자신이 만난 사람들도 그렇게 정신활동을 한다. 한 사람의 신(神)은 상대방의 모습과 그의 눈빛 그리고 그의 언어와 표정, 손짓 등을 통해서 다른 사람의 신과 감응한다.

만일 자신의 정신활동의 총체인 신(神)을 바꾸고 싶다면 가장 먼저 자신이 쓰는 언어가 바뀌어야 한다. 언어를 바꾸면, 그로 인해서 말을 할 때 표정과 안색이 바뀐다. 언어가 바뀐다는 것은 자신 안에 어릴 때부터 형성되었던 경험과 기억이 새로운 경험으로 일부 수정되었다는 뜻이다. 이렇게 자신 안의 경험과 기억이 바뀌면 그것에 바탕하여 외부세계를 읽는 방식이 바뀐다. 외부세계를 읽는 방식이 바뀌면 받아들인 정보들을 다시 가공하여 말하고 행동하는 것이 바뀐다. 이것이 신(神)이 바뀐 것이다. 마음은 이렇게 바뀐다. 마음 안에 신명(神命)이 이렇게 밝아진다.

외부세계는 쉼없이 변화한다. 변화하는 외부세계는 변하는 문화를 시기마다 탄생시킨다. 사람들은 변하는 문화를 유행이라 말한다. 그리고 모든 사람들도 매 순간 변화하고 있다. 변화는 항상 외부세계로부터 시작된다. 지구에 쏟아지는 에너지양이 달라지는 만큼 지구에서 만들어지는 세계와 환경도 변한다. 사람을 둘러싼 환경이 변하는데, 그 환경에 구속된 사람이 변하지 않을 수 없다. 변화란 자신이 원하든 원하지 않든 일어나는 일이다.

그런데 자신 안에 원래 배선된 익숙한 문화와 언어와 이미지로 인해서 사람은 변화를 싫어한다. 자신 안에 저장된 문화와 언어와 이미지를 변화시키려면 많은 에너지가 필요하다. 운동을 새로 시작한다든지, 새로운 언어와 문화를 익히는 상황을 생각해 보라. 새로움은 항상 과거에 익숙한 몸과 정신의 배선들과 매 순간 싸우면서 새로 구축되는 일이다. 그러니 지속적인 실천과 그 실천을 이루어낼 수 있는 에너지의 공급이 일정하게 유지되어야 한다. 하지만 변화에 능동적으로 조응하는 일정한 시간을 보내지 못하면서 외부세계와 각 사람의 마음 사이에는 거리가 생겨난다.

외부세계는 변하고 자신도 변하고 있지만 그것을 인식하지 못할 때, 벌어진 차이만큼 고집하는 자신을 관계와 상황 속에서 마주하게 된다. 고집한 만큼 자신 앞에 펼쳐지는 관계와 상황은 부정적이고 자신의 마음에 안드는 상태이다. 자신 앞에 펼쳐지는 관계와 사건은 항상 자신에게 변화를 요구한다. 중년에 들어서면서 자꾸 오금이 오그라들고 허리가 살짝 내려 앉으면서 키가 작아지고, 근육의 크기가 줄어든다. 중년의 시절에 일상을 바꾸지 않으면 몸은 더욱 작아지고 불편해질 것이다.

이런 몸의 변화가 먼저 자신에게 변화된 일상을 살기를 요구한다. 하지만 쉽게 변화에 응하지 않고 변화하고 싶지 않다는 고집을 하게 될 수 있다. 이런 고집으로 마음에는 근심과 초조가 자리하게 되고 이로써 몸은 계속 불편해진다. 사람은 이렇게 외부세계와 소통하지 못하는 존재가 되어 간다. 마음은 이런 상황에서 고립감을 느끼고, 우울해진다. 신명(神命)이 어두워진다.

심장의 정신작용인 '신(神)'은 변화하는 자신과 변화하는 외부세계와 변화하는 문화를 읽는 정신작용이다. 신명(神命)이 밝은 사람은 변화를 잘 읽는 사람이다. 그러니 사람은 매 순간 언어가 변해야 한다. 고정된 언어와 고정된 행동과 고정된 반응은 자신의 신(神)이 고정되었음을 알리는 일이다. 고정된 신(神)은 딱딱함이 기본이기 때문에 밝을 수가 없다. 고정된 것은 기(氣)의 입장에서 보면 기의 뭉침이다. 기가 뭉치면 담(痰)[69]이 생기고, 담이 생기면 열(熱)이 난다. 열은 담을 더욱 굳히고, 이로 인해 세포와 조직에 병(病)이 시작된다. 변화를 읽는 신(神)은 태양량의 변화, 즉 외부세계의 변화에 조응하기 때문에 밝다.

심장이 자신의 생리작용을 적절히 수행하게 되면, 유쾌하고 기쁜 감정을 느낀다. 이러한 심의 감정이 '기쁨(喜)'이다. 『동의보감』에 말하는 기쁨은 쾌락과는 다르다. 쾌락은 혈을 한 곳에 집중하여 욕망이 충족한 상태에서도 더 많은 욕망의 충족을 원하는 상태이다. 혈이 고르게 공급된 상태에서 느껴지는 기쁨은 기의 배분으로 인한 편안함이며 만족이다.

『동의보감』에서 말하는 기쁨은 혈공급이 고르게 되어 몸의 각 세포들과 조직들이 자기 역할을 잘 수행하는데서 오는 만족이다. 영위기가 순조롭다는 것은 혈공급이 균등하게 잘되어 몸의 면역력이 일정하게 유지되며 12경맥이 순조롭게 순환함을 말한다. 기기가 조화롭고 영위가 순조로우니 몸은 편안하다.

일상을 살면서 기뻤던 순간을 생각해 보자. 기쁨은 잔잔한 만족으로 전환될 때 일상을 풍요롭게 한다. 만족으로 바뀌지 못한 기쁨 혹은 쾌락을 지속하려면 많은 에너지의 공급을 요구한다. 역시나 기쁨 혹은 쾌락이라는 무형의 감정을 유형적으로 느끼려면 매우 많은 에너지가 공급되어야 하기 때문이다.

"일반적으로 말하는 희(喜)는 인체에 대한 좋은 자극이며 건강에 유익하다. 그러나 갑자기 지나치게 기뻐하거나 즐거움이 과도하면 심기(氣)가 흩어지므로 심신(神)이 손상된다."

(p132, 배병철 편찬, 『기초한의학』, 성보사)

화의 에너지 속성을 가진 심장의 감정은 편안함과 만족으로 있지 않으면 심장의 기운을 다 발산시켜 버린다. 이것이 심기가 흩어진다는 말이다. 심기가 과도한 기쁨으로 흩어지면 쾌락상태 신은 정신작용을 밝게 할 수 없다. 신은 변화를 읽지 못하고 그로 인해 어떤 상황인지 알지 못하고, 상황에 맞지 않게 행동하고 말한다. 사람들은 대체로 기쁜 상황, 즉 기가 너무 상승한 상황일 때, 때에 맞지 않게 과하게 행동하곤 한다. 과한 행동과 언어를 특정한 상황과 관계에서 표출하고 나면, 사람은 곧 반작용으로 급격히 자신을 수축시키는 쪽으로 방향을 바꾼다. 과한 상태를 지속하다가 다시 근심하다가를 반복하기에 이른다. 심장의 병은 주로 정신작용의 과도함이나 수축됨으로 나타나기에 정신의 병으로 드러난다.

심장의 정신작용을 신으로 발휘하고, 그로 인해 자신의 마음을 밝히는 것을 동양의 오래전 사람들은 깊이 연습해왔다. 마음을 닦는다는 것은 동의보감의 시선으로 보면 심장의 생리작용을 원활히 하는 일이다. 마음을 닦을 때 옛사람들은 몸을 도구로 썼다. 몸에 혈이 잘 배분되도록 몸의 각 부위를 적절하게 움직이는 방법이 항상 그들의 일상에 들어와 있었다.

1. 신명과 만족을 만들어내는 동의보감 요가 자세

심장과 소장의 경맥은 손과 팔로 흐른다. 두 팔의 새끼손가락의 안쪽과 바깥쪽을 따라서 팔과 어깨를 지나 얼굴에 이른다. 아래 〈그림 14, 15〉 참조 마음이 근심하거나 마음이 과도하게 기쁠 때, 또 손발이 차가울 때 혹은 얼굴빛이 거무스름하고 빛이 없을 때 심장과 소장의 경맥을 움직임으로써 심장과 소장을 돌볼 수 있다.

심장과 소장은 화의 에너지이기 때문에 작은 자극에도 열이 오른다. 사람에게 자극을 만드는 첫 번째가 바로 감정이다. 심장에 열이 오르면 뇌가 과도한 생각을 하고 과도한 생각은 과도한 언행으로 이어진다.

소장에 열이 오르면 소장경락이 흐르는 자리 뒤쪽 어깨 상층부, 〈그림 15〉 참조 가 딱딱해지면서 음식물을 자신과 같은 성분으로 잘 만들지 못하고 흡수가 안 되어 변이 묽어진다. 소화가 잘 안된다고 느낄 때 사람들은 대체로 어깨가 굳어 있음을 느끼는 이유이다. 이런 상태가 자주 반복되면 어깨가 굳어지면서 위로 솟게 되어 목이 짧아진다. 어깨 근육이 굳으면서 위로 솟은 것은 심장과 소장이 혈공급을 할 때 부담감을 많이 갖고 있다는 뜻이다.

때문에 어깨와 목의 상태가 심혈관계 질환을 미리 알려준다.

주변 사람들을 보면 원래 자기 목길이보다 짧은 목을 가지고 살아가는 것이 대부분이다. 아마도 많은 정신활동과 수많은 감정에 시달리며 살아야 하는 현대인의 숙명인지도 모르겠다. 따라서 심장과 소장을 돌보는 몸 움직임을 지속적으로 연습하게 되면, 어깨가 자연스럽게 아래로 내려와서 몸이 편안하다는 것을 스스로 느끼는 순간이 온다.

1) 심장과 소장을 돌보는 동의보감 요가 자세

◆ 서서 옆으로 기울이기 스쿼트밴드를 착용하고 동작을 하면 운동의 효과가 높아진다.

① 매트 위에 두 발을 벌리고 서서 왼팔을 들어서 왼쪽 귀에 붙이고 오른 팔은 자연스럽게 허벅지에 붙인 후 몸을 오른쪽으로 기울인다. 호흡을 3~4회 하면서 숨을 내쉴 때 엉덩이를 앞으로 밀고 아랫배는 등 쪽으로 붙이면서 몸의 긴장을 푼다. 몸의 중심에만 살짝 힘을 주고 나머지 부분은 힘을 푼다. 또한 팔꿈치를 좌악 펴는 것이 이 동작의 핵심이다. 소장경락과 심장경락이 흐르는 부분을 생각하면서 동작한다. 〈그림 14, 15〉 참조
② 올라와서 오른쪽 팔을 오른쪽 귀에 붙이고 몸을 왼쪽으로 기울인다. 호흡을 3~4회 하면서 숨을 내쉴 때 엉덩이를 앞으로 밀면서 아랫배는 등쪽으로 붙이면서 몸의 긴장을 푼다.
③ 매트 위에 누워서 땅콩볼을 소장경맥이 흐르는 어깨 상층부 혹은 목 바로 아래 부분에 두고 누워서 두 무릎을 세우고 도화행공을 한다. 좌우 합쳐서 100회 정도를 한 후 땅콩볼을 조금 아래로 내려서 다시 도화행공을

100회 시행한다. 땅콩볼이 등과 닿는 부분이 너무 아프면 땅콩볼을 수건으로 감싸고 동작한다 땅콩볼을 빼고 누워서 도화행공을 시행한다. 굳어 있던 소장경락 부위의 근육이 이완되면서 몸과 마음에 편안함을 느낄 수 있다.

④ 딥롤러를 팔의 팔꿈치 위쪽으로 소장경맥이 흐르는 부분과 심장경맥이 흐르는 부분에 대고 굴려준다. 딥롤러를 굴릴 때 아래 〈그림 14, 15〉를 참조하여 심장경맥과 소장경맥이 흐르는 부분을 꼼꼼히 굴려준다. 한쪽 팔을 굴려주고 반대쪽 팔을 굴려준다.

〈서서 옆으로 기울이기〉 동작 예시

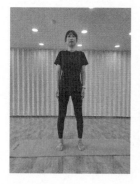
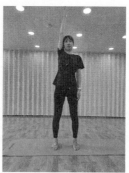
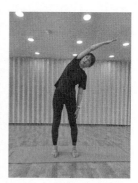

◆ 서서 두팔 벌리기

① 매트 위에 두 다리를 어깨넓이로 벌리고 양팔을 좌우로 벌리고 선다. 발끝은 11자로 선다. 이때 두 팔을 약간 몸의 뒤쪽으로 보내려고 하면서 어깨뼈 또한 살짝 뒤로 보내고 어깨의 힘을 뺀다.

② 숨을 마시고 내쉬면서 아랫배를 등 쪽으로 당기면서 두팔을 손끝쪽으로 주욱 민다. 어깨와 팔의 긴장을 풀면서 손가락 끝까지 팔을 밀어준다.

③ 아랫배를 등 쪽으로 당기면서 발은 움직이지 않고 두 팔을 왼쪽방향으로 돌린다. 이때 팔을 돌린다는 느낌보다는 골반을 돌린다는 느낌이 우선이다. 호흡을 3~4회 정도 한 후 다시 반대방향으로 두 팔을 돌린다. 이때 아랫배를 등쪽으로 지속적으로 당기면서 동작을 수행한다.

④ 땅콩볼을 소장경맥 부위에 놓고 도화행공을 시행한다. 어느 정도 시행 후 땅콩볼을 빼고 누우면 몸이 편안하다는 것을 느낄 수 있다. 이런 순간이 혈공급이 균등하게 되어 편안해진 마음을 만나는 순간이다.

〈서서 두팔 벌리기〉 동작 예시

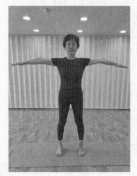 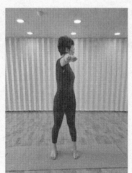 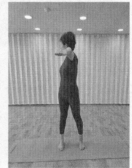

〈수소음심경 위치에 딥롤러 굴리기〉동작 예시

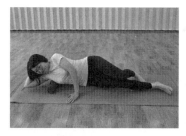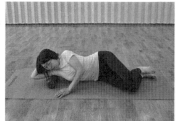

〈수태양소장경 위치에 땅콩볼을 놓고 도화행공하기〉동작 예시

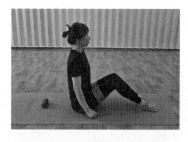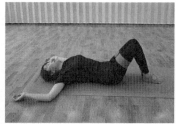

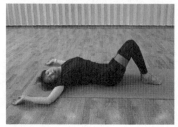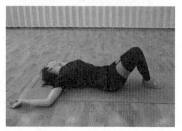

간단한 수소음심경 탐구

수소음심경은 가슴 옆 겨드랑이의 극천혈에서 시작되어 팔의 안쪽을 타고 내려가다가 새끼손가락의 소충혈에서 끝난다. 손발이 차갑거나 마음이 어둡고 답답할 때, 팔운동을 하면 몸에 열이 잔잔하게 오르면서 마음이 명랑해진다.

겨드랑이 부분은 우리 몸을 지키는 면역계인 림프절이 많은 곳이다. 심장경락이 잘 순환하면 림프절도 자기 역할을 잘하게 됨으로 면역력이 좋아진다. 딥롤러로 심장경락이 흐르는 부분에서 굴려주면 림프절에 쌓인 노폐물을 효과적으로 몸 밖으로 내보낼 수 있다.

심장경락이 흐르는 팔의 상층부 즉 어깨와 만나는 부분의 근육이 부드러우면 뇌로 올라가는 혈관 주변의 근육이 굳는 것을 방지할 수 있다.

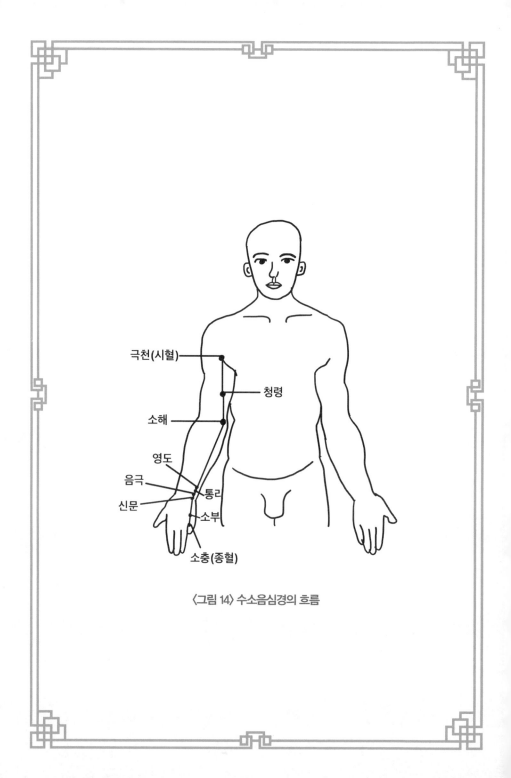

극천(시혈)

청령

소해

영도

음극

신문

통리

소부

소충(종혈)

〈그림 14〉 수소음심경의 흐름

간단한 수태양소장경 탐구

수태양소장경은 새끼손가락의 소택혈에서 시작하여 팔을 타고 올라가 어깨를 지나 옆얼굴, 귀 옆에 청궁혈에 끝이 난다. 하여 소장이 먹은 음식물을 몸 안으로 잘 흡수하면 귀가 잘들린다. 『동의보감』에서는 음식물이 잘 흡수되지 않을 때, 귀가 안 들린다고 써놓았다.

소장경락이 흐르는 자리를 자세히 보면 소장이 자신의 생리작용인 흡수작용이 원활하지 않을 때, 어깨가 딱딱하면서 굳어짐을 알 수 있다. 식사를 하거나 음식물을 먹을 때 마음이 편치 않으면 소장의 열이 오르는데, 이때 소장경락이 흐르는 부분의 근육이 딱딱하게 굳는다.

이런 경우 먼저 팔운동을 한다. 이원행공, 또는 심소장을 위한 운동 그 후 소장경락이 흐르는 부분에 딥롤러를 대고 천천히 굴려주면 어깨의 굳은 근육이 풀리면서 소장경락이 원활하게 흐르게 된다. 소장경락이 원활하게 흐르면 마음이 편안해진다. 몸의 부위 중 어깨가 굳었을 때 사람의 마음이 불편한 경우가 대부분이다. 굳은 어깨를 푸는 효과적인 자신만의 방법을 알고 있다면 언제든 자신을 편안한 상태로 데려갈 수 있다.

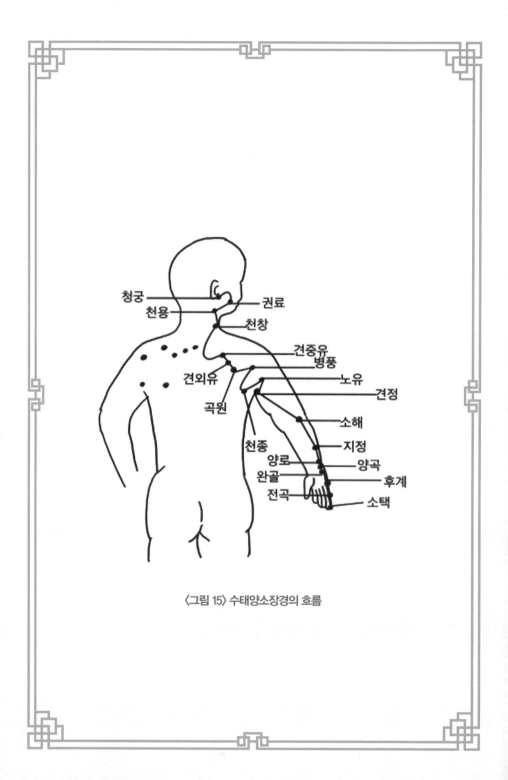

청궁
천용
권료
천창
견중유
병풍
견외유
노유
견정
곡원
소해
천종
지정
양료
양곡
완골
후계
전곡
소택

〈그림 15〉 수태양소장경의 흐름

5장

동의보감 요가의 심화

나와 나 아닌 것들의
만남을 매개하라

매개하고 조화시키는
토(土)에너지

　지구가 봄에서 여름으로 향할 때, 지구는 타원운동을 하면서 방향이 바뀌는 변곡점의 위치를 지난다. 지구가 태양 주변을 공전하면서 타원을 그리기 위해서는 4번의 변곡점을 지나야 한다. 이 4번의 변곡점으로 지구는 4번의 방향 전환을 한다. 이 변곡점의 지점을 지날 때 지구 위에 펼쳐지는 기후가 '환절기'다. 이 환절기를 동양에서는 '토(土)'에너지의 시기라고 부른다. 〈그림 16〉 참조

　4번의 환절기는 다 토(土)에너지의 속성이면서 매 환절기마다 토에너지의 구성성분이 조금씩 다르다. 봄에서 여름을 향할 때와 여름에서 가을로, 가을에서 겨울로 그리고 다시 봄으로 향하는 매시기마다 토에너지를 구성하는 성분들이 다르다. 때문에 각기 다른 이름을 붙였다.

　지구가 봄에서 여름으로 가는 위치에 있을 때의 토 ^{환절기} 는 '진토(辰土)'이다. 여름에서 가을로 가는 위치에 있는 토는 '미토(未土)'이다. 가을에서 겨울로 가는 토의 이름은 '술토(戌土)'이며, 겨울에서 봄으로 가는 토의 이름은 '축토(丑土)'이다.

하루 중에도 4번의 태양량이 달라지는 변곡점이 있으니 아침에서 낮으로 연결하는 오전 7시 반에서 9시 반까지가 '진토(辰土)'이다. 낮부터 오후로 진입하는 13시 30분에서 3시 30분이 '미토(未土)'이다. 태양이 사그라드는 태양빛의 마지막 시간들, 밤이 되어가는 시간인 19시 30분에서 21시 30분이 '술토(戌土)'이다. 그리고 새벽의 어둠 속에서 태양이 서서히 지구 위에 태양빛을 비출 준비를 시작하는 때, 새벽 1시 반에서 3시 반까지가 '축토(丑土)'의 시간이다. 하여 토는 지구가 태양 주위를 원운동을 하면서 변곡점의 위치를 지날 때, 앞 계절 또는 앞 시간들을 마무리하고 다음 계절 또는 다음 시간으로 연결한다. 이런 기운에 바탕하여 앞 기운과 뒤에 오는 기운들을 매개 · 조화시키는 속성을 갖는다.

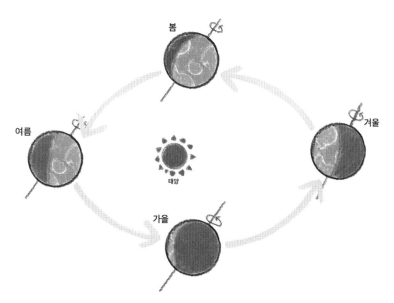

〈그림 16〉 지구의 자전과 공전–연결하는 선이 환절기이다

토(土)라는 이름 속에는 목·화(木·火)의 에너지들이 섞여 있기도 하고, 금·수(金·水)의 에너지들이 섞여 있기도 하다. 이처럼 다양한 에너지들을 품고서, 이 에너지들을 섞어서 지구 위 생명의 '형태들'을 만드는 에너지가 토(土)다. 이런 이유로 토는 우리를 가장 헷갈리는 만드는 에너지이기도 하다.

토는 지구 위의 모든 생명에게 형태를 제공한다. 토는 연결하고 매개하며 조화시키는 에너지로서 서로 다른 에너지들을 토라는 하나의 연결고리로 섞어서 결합시킨다. 서로 다른 에너지들이 토라는 연결고리를 통해서 결합하면 눈에 보이는 특정한 형태가 나타난다. 토에너지는 사람을 비롯한 지구상의 생명들에게 몸 형(形), 형태 을 만들어 주는 근본에너지이다. 토가 있기에 지구 위에는 다양한 에너지가 결합되어 수없이 많은 형태들이 출현한다. 매개하고 연결하는 에너지인 토가 목·화·수·금을 다양하게 연결하여 차이 진 생명들을 지구 위에 존재하게 한다.

이런 과정을 『동의보감』에서는 "사대[70]가 형체를 만든다(四大成形)에서 근골(筋骨)과 기육(肌肉)은 모두 땅(地)에 속[71]"한다고 표현했다. 땅은 또한 토의 에너지성을 대표한다. 땅(土)은 수 水·씨앗 를 땅속 깊이 간직하고 있다. 그러다가 지구에 태양에너지의 양이 많이 도달하기 시작하면 땅속이 따뜻하게 데워진다. 이 따뜻함을 양기(陽氣)로 공급받은 씨앗은 자신의 새생명을 펼치기 시작한다. 이처럼 생명의 형태들을 결합시키면서 생명들이 자신의 에너지를 펼쳐서 그 형태를 피워내는 곳이 바로 땅이다. 지구 위에서 살아가는 구체적인 개별 생명들은 모두 살 기육·肌肉 과 근육과 뼈를 가지고 있다. 이 살과 근육과 뼈의 원재료가 바로 토에너지의 속성으로 만들어진다.

생명의 살과 근육과 뼈는 탄소(C) · 수소(H) · 산소(O) · 질소(N) 등등의 원자들을 각기 다른 개수와 비율로 결합하면서 만들어지는 생명의 형태들이다.[72] 이때 수소와 질소와 산소를 잘 묶어서 살과 근육의 몸을 만드는 근본 원자가 바로 '탄소(C)'이다. 탄소 원자는 자기 주변의 원자들과 결합하여 안정된 형태를 만드는 일을 가장 잘하는 원자이다. 이러한 탄소에너지의 속성이 아마도 토에너지의 속성과 가장 비슷할 것이다. 어떤 생명이든 불에 타고 남은 그 재의 성분들은 분석해보면 대부분 탄소이다. 나무도 사람도 동물도 탄소의 결합으로 몸을 얻고 그 몸을 태우면 탄소로 돌아간다. 이것이 '땅으로 돌아간다.'의 화학적 표현이다.

토에너지의 속성에 기반하여 여러 원자가 서로 다르게 결합한 결과로, 각 생명은 차이가 만들어지고 이 차이들로 각 생명들은 '고유성'을 갖는다. 토라는 속성에 기반하여 다른 에너지들이 결합함으로써 각자 품질(品質)이 다른 고유성의 생명이 된다. 지구 위의 모든 생명들을 화학식으로 분해하면 목화토금수 또는 탄소(C) · 수소(H) · 산소(O) · 질소(N) 등등의 같은 원재료들이다.

이런 원칙으로 사람은 다른 생명들을 먹고 소화시켜서 자신의 혈과 진액을 만들 수 있다. 다른 생명은 사람에게 음식이 되는데, 목화토금수와 탄소(C) · 수소(H) · 산소(O) · 질소(N) 등등의 원자들 중 더 많이 결합된 에너지가 그 음식의 고유성을 대표하여 표현한다. 이 고유성으로 인해 음식은 고유의 맛과 에너지를 갖게 된다.

같은 원소들의 변형인 이유로 생명들은 서로에게 먹이가 되고 또 먹히면서 생명의 전체과정은 순환한다. 먹힌 생명은 먹은 생명과 섞이면서 자신의 고유성이 조금씩 변화되어 간다. 이것이 '소화과정'이다. 이와같은 토에너지의 속성을 그대로 이은 사람 안의 장기가 '비장과 위장'이다.

비장과 위장은 토에너지의 속성으로 만들어지고 기능한다. 비장과 위장은 사람 안에서 다른 생명들을 먹고 소화시켜 진액과 혈액을 만드는 중심 장기이다. 사람은 웬만하면 무엇이든 다 먹을 수 있다. 사람이 이렇게 다양한 것을 먹을 수 있는 이유는 지구 위에 모든 생명이 다 토의 변형으로 만들어진 근육과 살, 그리고 뼈대 등을 가지고 있기 때문이다.

여기에 자신들이 자라난 지역의 특성들을 각기 다른 에너지로 섞어서 자기 안에 갖고 있다. 지역의 특성은 차갑거나 水·한寒, 뜨겁거나 火·화火·서暑, 건조하거나 金·조燥, 습하거나 토·습濕 등의 기후적 특성들이다. 그래서 사람이 먹는 다른 생명들은 모두 차갑거나 뜨거운 것, 습하거나 건조한 것 등의 특성이 있다. 그 특성에 기반하여 오행(목화토금수)으로 분류할 수 있다. 사람들은 자기 몸의 부족한 기운을 오행과 각 생명의 고유성을 기준으로 분석하고 그 분석에 기반하여 자신에게 필요한 생명들을 먹어서 보충한다. 이것이 한약을 먹는 원리이고, 음식을 통해 사람이 치료되는 원리이다. 〈부록〉 참조

토에너지의 속성을 가진 비장과 위장이 있기에 사람인 우리들은 독립적으로 오래도록 생명을 유지할 수 있다. 타고날 때 가지고 태어난 것 선천지정·先天之精 을 바탕으로 지속적으로 다른 생명을 취해서 후천지정·後天之精 사람은 살아간다. 나와 달라 낯설면서도 공통의 비슷한 속성을 가진 다른 생명을 소화시키는 과정이 생명유지의 핵심이다.

토에너지를 가장 많이 담고 대표하는 땅은 모든 생명을 키워내는 곳이라고 말했다. 하지만 토는 굳어지기 쉽다. 땅은 굳어져서 변하지 않으려는 속성의 대표체이기도 하다. 동양의 언어에는 항상 양면이 담겨 있다. 생명

을 키워내는 생생한 토는 그 이면에는 굳어져서 변하지 않으려는 속성이 또한 담겨 있다. 때문에 토에너지가 사람 안에서 타자들과 잘 섞이는 에너지로 쓰이지 않을 때, 낯선 것을 싫어하고 낯선 것들과 섞이지 않으려는 노력으로 에너지가 쓰인다. 땅이 굳어져서 변하지 않으려는 것처럼 스스로를 고수하려고 고집한다. 이런 사람을 예전부터 '비위가 약하다, 비위가 안 좋다.'라고 말해왔다.

토에너지를 자신을 고수하는 방향으로 계속 사용하면, 소화가 잘 안되다가 낯선 것들과 잘 섞이지 못하다가 급기야는 비장과 위장의 세포 변화가 생겨나고 그로 인해 병이 생겨난다. 비장의 정미로운 정으로 만들어지는 정신작용에도 문제가 발생한다.

태어날 때 비장과 위장의 기운을 약하게 또는 너무 과하게 갖고 태어난 사람은 취약장기가 비장과 위장이 된다. 하여 비장과 위장에서부터 문제가 발생한다. 낯선 것들과 잘 섞이지 못하는 자신이 나는 원래 이런 사람이라고 자신을 고수하는 그 시간들은, 비장과 위장에게 병을 불러일으키기 좋은 조건을 스스로 만들고 있는 순간들이다. 사람에게 비장과 위장이 있다는 것은 나 아닌 다른 것들을 먹어서 소화시키는 생리작용이 필연적이라는 뜻이다.

그러므로 원하든 원하지 않든 항상 나는 나 아닌 다른 것들과 섞일 수밖에 없다. 이 섞임으로 인해 어쩔 수 없이 자신은 변화한다. 사람은 이러한 변화로 원하든 원하지 않든 매번 새로운 존재가 된다. 자연은 매 순간 스스로 변화하는 것처럼 자연 속에 있는 모든 것을 변화 속에서 매번 달라지게 하고 있다. 사람은 자연의 일부이고 자연의 법칙으로 자신의 삶을 사는 존재이니, 사람도 매 순간 원하든 원하지 않든 새로워질 수밖에 없다.

나와 나 아닌 다른 타자들과의 끊임없는 섞임을 통해서 말이다. 이 과정을 능동적으로 해나갈 것인가 아니면 어쩔 수 없이 자연이 끌고 가는 방향에 이끌려 수동적으로 끌려갈 것인가를 사람이 선택할 수 있을 뿐이다.

나 아닌 것들과 섞어 진액과 혈액을 만드는
비장(脾臟)과 위장(胃臟)

비장(脾臟)과 위장(胃臟)은 사람 몸의 중앙에서부터 왼쪽까지 위치한 장기이다. 서양의학에서는 비장은 위장 옆에 붙어서 위 안으로 들어온 음식물들 살균·소독하는 기관을 가리킨다.[73] 하지만『동의보감』에서의 비장은 위의 옆에 붙어 있는 비장과 위의 뒤쪽에 위치한 췌장까지를 다 가리킨다. 그래서『동의보감』안에 그려진 비장과 위장의 그림을 보면 위를 비장이 감싸고 있는 모습이다. 〈그림 17, 18〉 참조

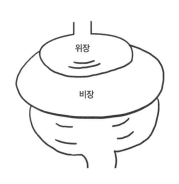

〈그림 17〉 동의보감에서의 비장과 위장

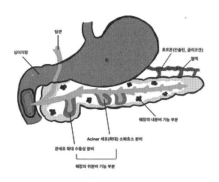

〈그림 18〉 위장과 췌장의 구조

비장의 형상은 말발굽처럼 안으로 위완(胃脘)을 둘러싸고 있는데, 토(土)의 모양을 본떴다. (중략) 비장은 혈액을 싸고 있고, 오장을 따뜻하게 하며, 의(意)를 저장하는 기능이 있다.

(p406, 허준 지음, 『동의보감』, 법인문화사)

비장은 몸의 왼쪽으로 위치하고, 위장과 막으로 연결되어 있다. 기름덩어리 반근이 붙어 있는 모습인데 위장의 주변에 곱처럼 생긴 조직이 붙어 있는 것을 가리킨다. 이 조직이 췌장이다. 췌장과 이자는 위장에 들어온 음식물을 포도당 · 지방산 · 단백질로 바꾸기 위한 소화액을 생산 저장하는 일을 한다.

췌장과 이자는 위로 들어온 음식물들을 죽상태로 만들어서 십이지장으로 내려보낼 때, 함께 십이지장으로 소화액을 내려보내는 기관이다. 소화액과 섞인 음식물은 십이지장을 거쳐 소장으로 들어가면 이전의 음식의 모습은 완전히 사라지고 물성(物性)이 바뀌어 포도당 · 지방산 · 단백질이 되어 소장의 융털로 흡수된다. 이 과정을 거치고 나서야 비로소 사람이 먹은 음식물은 진액과 혈액이 되어 몸 안의 혈관과 세포와 조직으로 흡수되어 이동한다. 이러한 위장과 비장의 생리작용을 '비주운화(脾主運化)'라고 부른다.

서양의학에서는 소화라고 부르는 기능이다. 『동의보감』에서는 비장을 소화 · 흡수의 중심장기로 규정한다. 소화되고 난 후 소장으로 흡수된 진액을 비(脾)로 올린다. 비(脾)로 올라간 정미로운 물질은 다시 폐(肺)로 올려진 후 산소와 결합하여 혈액이 된다. 이 혈액을 심장이 전신에 공급한다. 진액은 12경맥을 따라 몸의 각 기관과 부분으로 산포된다. 진액이 산포될 때, 폐가 함께 산포에서의 중심 역할[74]을 맡는다. 이러한 과정은 소화라는 단어보다 더 포괄적인 기능을 수행하기에 '비주운화(脾主運化)'라고 말한다.

비가 운화작용을 하기 위해서는 먼저 입으로 들어온 음식물을 이빨로 씹는데, 음식물이 입으로 들어온 그 순간부터 소화는 시작된다. 몸은 자신 안으로 들어온 외부물질에 대한 정보를 입과 이빨을 통해서 스캔하고 그에 맞는 소화액을 각 기관에 준비시킨다. 그러니 이빨로 몇 번 안 씹고 삼키면 몸은 외부물질인 음식에 대한 정보를 충분히 몸의 각 기관에 준비시키지 못한다.

이렇게 되면 위가 음식물을 더 잘게 찌면서 주물럭거릴 때 에너지가 많이 필요해진다. 입에서 일부 작게 잘려진 음식물들이 식도를 통과하여 위로 들어가고, 위가 음식물을 받아들여 따뜻한 위열로 음식물을 찌듯이 하여 잘게 부순다. 이 위가 찐 음식물들이 십이지장을 통과할 때 췌장과 이자 또 담에서 저장했던 소화액이 섞이면서 음식물은 이제 더 이상 몸에 들어올 때의 음식물이 아니다. 내 몸이 만든 소화액과 섞이기 때문에 나와 같은 물성으로 변화되어 가는 과정 중의 음식물이다. 더불어 음식물 자신의 에너지를 간직하고 해체되어 나와 섞이면서 재조합된다. 〈1장〉 참조 이렇게 만들어진 진액과 혈액을 음식물이 '화(化)'했다고 말한다. 이처럼 변화되어 자신의 몸에 필요한 혈액과 진액을 만들어서 전신에 공급하는 기능까지가 비주운화(脾主運化)이다.

우리 몸의 소화기관은 수정란 단계에서 내배엽에 위치한 장기들이라고 살펴보았다. 입에서 항문까지의 길이다. 음식물이 들어와서 소화된 후 그 찌꺼기들이 항문으로 나가는 길이다. 외부의 음식물이 들어와야 하니 입에서 항문까지의 통로는 밖으로 통하는 길이다. 즉 입에서 항문까지는 몸속 가장 깊은 안쪽에 위치한 외부와 바로 직접적으로 통하는 길이다. 그러므로 '몸 안에 있는 외부'이다.

사람의 몸은 이처럼 자신의 가장 깊은 내부에 외부와 직접적으로 통하는 길을 갖고 있다. 이 외부와 직접적으로 통하는 길을 지나면서 만들어진 진액이 몸 안으로 중배엽으로 흡수되어야 비로소 사람은 진액과 혈액 에너지 를 얻는다. 그래서 사람들은 종종 소화되지 못한 음식물을 토사물이나 똥으로 스스로 확인하곤 하지 않는가?

자신 안으로 다 흡수되지 못한 음식물들은 그렇게 몸 안의 외부 통로를 지나 몸 밖으로 나온다. 흡수되지 못한 음식물들은 계속 밖에 있었던 셈이다. 과학이 알려주는 몸의 구조이지만, 사람들은 자신 안에 외부와 직접적으로 통하는 길이 있다는 사실을 자주 잊는다. 사람은 입과 항문으로 뻥 뚫려서 자신의 가장 깊은 안쪽에 외부를 가진 생명이다. 자신 안의 외부가 있으니 모든 생명은 외부의 것들, 나와 다른 것들을 받아들여서 자신과 섞일 수밖에 없다.

이처럼 생명유지란 낯선 것과의 끊임없는 섞임이라는 것을 비장과 위장은 자신들의 모습과 기능을 통해서 매 순간 우리들에게 알려주고 있다. 하지만 사람들은 이 자명한 과학적 사실을 떠올리지 못하고 자신과 외부가 완전히 분리되어 있다고 믿는다. 거울에 비치는 자신의 모습이 외부와 분리된 모습이기 때문에 그 보이는 모습만으로 몸을 생각한다.

생명이 낯선 것들과 매 순간 섞이는 이 과정이 잘 이루어지면 사람은 대체로 건강하다. 낯선 것과 잘 섞이지 못하면 그때의 사람은 건강하지 못하다고 말한다. 또 낯선 것들과 만날 때, 자신을 고수하고 자신을 기준으로 낯선 것들을 매번 판단한다면, 낯선 것들과 자신을 섞는데 들어가야 할 에너지가 판단하고 고수하는 쪽으로 더 많이 쓰인다. 이런 상태에 있는 사람은 비주운화할 에너지가 줄어들기 마련이다. 그러니 비의 운화기능이 감퇴되었다고 말하거나, 위가 받아들이는 기능이 약해져서 '위기(胃氣)'가 떨어졌다고 표현한다.

습(濕)·담(痰)·음(飮),
비기(脾氣)가 떨어질 때 생겨나는 것들

　사람은 자주 무언가를 먹는다. 밥도 먹고 간식도 먹는다. 먹을 때는 일단 맛있는 것을 먹는다는 생각만 가득하기에, 먹은 음식물을 소화시키느라 몸이 많은 에너지를 써야만 한다는 생각에는 이르지 못한다. 위에 탈이 나거나 배탈이 나면 그제야 음식을 먹는 일이 얼마나 여러 공정과 많은 에너지가 드는 고마운 일인지 생각하게 된다.

　음식을 먹는다는 것은 매 순간 나 아닌 낯선 것들과 내 몸이 만나고 섞이는 일이다. 낯선 것들이 익숙해질 때까지 몸은 많은 에너지를 써야만 한다. 그렇기 때문에 몸은 항상 무의식적으로 자신 안의 에너지 총량을 계산하고 있다. 만약 자신의 에너지 총량을 줄이는 상황들 일단 낯선 상황 을 만나면, 생명은 그런 상황에서 자신의 에너지를 최대한 작게 쓰려 한다. 그렇기 때문에 낯선 상황을 최대한 피하려 한다. 그래서 낯선 것을 멀리하고자 하는 마음이 먼저 생긴다.

　하지만 사람의 삶이 익숙한 것들로만 구성될 수는 없다. 언제든 낯선 것들은 나를 불현듯 찾아오고 또 만남을 요구한다. 낯선 것들을 잘 받아들이는 사람에게 '비위가 좋다.'라는 표현을 하는 것처럼 비위가 기능을 잘하면 낯선 것들을 잘 받아들여서 비주운화를 잘한다. 이렇게 낯선 것들과 섞여서 몸에 새로운 에너지가 많이 만들어지는 상태를『동의보감』에서는 '비기(脾氣)가 왕성하다.'라고 말한다. 낯선 것들을 소화하는 능력이 좋아졌을 때 몸은 스스로 자신의 역량이 올라갔다고 생각한다.

비기가 왕성해지면 몸은 필요한 에너지를 충분히 공급받을 수 있다. 충분히 에너지를 공급받게 되면 우리 몸의 70%를 차지하는 수분을 기반으로 하는 세포액, 세포외액, 혈액, 진액, 호르몬, 효소, 노폐물을 담은 소변이나 림프액·땀 등등은 각기 자기가 있어야 할 자리를 잘 지키고 생리작용이 원활하다. 또 몸 밖으로 나가야 할 것들은 때에 맞춰 잘 나가게 되어 생리작용이 또한 원활해진다.

비기가 약해지면, 이 정(精)들이 자기 자리에 있지 못하거나, 뭉치거나, 몸 밖으로 나가야 하는데 못 나가고 몸 안에 머물러서 '습(濕)·담(痰)·음(飮)'이 된다. 습(濕)·담(痰)·음(飮)은 콧물같은 끈적한 것이 몸 안에 여기저기 이곳저곳에 뭉쳐 있는 것들이다. 습(濕)·담(痰)·음(飮)은 몸 안의 수분의 다른 모습이다. 맑은 수분(精)이 혈과 진액이라면 탁하면서 정체된 수분이 습(濕)·담(痰)·음(飮)이다. 습(濕)·담(痰)·음(飮)은 맑은 정을 바탕으로 기능하는 세포나 장기들에게 여러 가지 잘못된 신호를 전달하거나, 신호전달 자체가 잘 안되도록 하는 환경을 제공한다. 연락을 잘 받지 못하는 이런 환경이 만들어지면 세포와 장기들은 자기 역할을 해야 할 때, 그 역할을 잘 알지 못하거나 잘못된 사인을 전달받거나 전달한다.

비장은 진액과 혈액을 만들고 폐로 올리는 기능을 하기 때문에 비가 습(濕)해지면, 진액과 혈액을 폐로 올리지 못한다. 비가 가볍고 질좋은 상태가 아니기 때문이다. 이렇게 되면 질 좋은 진액과 혈액을 온몸에 공급할 수 없다. 비가 습해지면 사람은 자신의 손과 발이 무겁다고 느낀다. '손 하나 움직이기가 이렇게 힘들구나.'라는 생각이 든다.

자신의 팔·다리·몸을 움직이려 해도 몸이 무거우니 자꾸 조금만 있다가 하자라고 미룬다. 미룰 수 있는 이유를 찾고 그 이유를 계속 생각하면서 또 미루는 버릇이 생긴다. "배가 부르고 그득하면서 음식이 소화되지 않고 몸이 무거우며 관절이 아프고 몹시 늘어져서 눕기를 좋아하며, 팔다리를 잘 쓰지 못하는 증상이 있는"[75] 몸상태가 된다. 이런 몸상태에서 무거워진 몸을 힘들게 움직이려면 늘어져서 누워 있고만 싶은 몸과 애를 쓰면서 싸워야 한다. 자신과 싸우는데 당연히 많은 에너지를 소모한다.

습(濕)·담(痰)·음(飮)이 몸 곳곳에 생겨나면 이것들은 정체된 수분이기에 몸은 당연히 무겁다. 몸이 무겁게 느껴지면 그것은 몸에 비기가 충분하지 못하며 비에 습(濕)이 차 있다는 신호이다. 이처럼 비가 습습(濕濕)해지면 소장에서 비로 올라가야 할 진액이 비기의 힘을 얻지 못해 비(脾)로 올라가지 못하고 대장으로 쏟아진다. 묽은 변을 보는 이유이다. 또 비에서 폐로 올라가야 할 진액도 폐로 다 올라가지 못하여 에너지가 몸의 각 부위로 전달되지 못한다. 그러면 진액이 제각각 자기 자리로 가지 못하고 뭉친다. 이때 사람은 눈꺼풀이 붓고 특히 윗눈꺼풀 손가락이 붓고 다리가 붓는 것을 느낀다. 이것이 수종이며 다른 말로 부종이다.

토는 각 계절과 계절을 매개하는 에너지인데, 특히나 1년 중 무더위가 끝난 여름의 막바지에서부터 가을의 건조함이 시작될 때까지의 기후를 가장 대표적으로 품은 에너지이다. 양(陽)이 충분히 자라나서 이제 음(陰)으로 변화되면서 음양을 매개하는 에너지이다. 토가 없다면 양은 완전히 밖으로 발산되어 사라질 것이고, 음은 안으로 수축되어 사라질 것이다. 토가 있어 원운동은 구부러지면서 지속적으로 회전 운동을 할 수 있다. 이처럼 토의 에너지 속에는 음과 양이 서로 섞여서 맞부딪히기에 습해지기 쉽다. 이런 토의 에너지 속성을 가진 비는 건조해야 하지만 습해지기 쉬운 장기이다. 비주운화의 기능을 하는 에너지가 충만하고 비주운화를 통해 맑은 진액이 충분히 만들어져서 정이 맑고 밀도 있는 상태가 유지될 때, 비는 습해지지 않고 자기 역할을 잘한다.

비주운화를 하는 비기(脾氣)는 매 순간 낯선 것들과 섞을 수 있는 에너지를 공급한다. 사람이 음식을 먹을 때도 낯선 것과 직접적으로 섞이고 있지만, 어떤 상황·관계·사건을 겪을 때도 사람은 낯선 타자들과 섞인다. 매번 사건은 예상치 못하게 낯선 모든 것들 속으로 자신을 데려다 놓는다. 경험하고 싶지 않아도 필연적으로 벌어지는 낯선 관계들과 사건들 속에서 사람은 살아갈 수밖에 없다. 이런 순간에 낯선 타자들을 배제하여 섞지 않고, 단독자로만 있으려 고집한다면 정말 에너지가 많이 든다. 섞이는 것보다 섞이지 않으려 할 때 드는 에너지양이 훨씬 크다.

앞의 비주운화에서 보았듯이 산다는 것 자체가 낯선 것들을 받아들이는 과정이다. 생명으로 살기 위해서 안 섞일 도리가 없는 것이 생명유지의 법칙이다. 섞여야만 살 수 있는 생명인 사람이 섞이지 않으려 고집할 때, 자신을 진정으로 위하는 것이 어떤 것인지 되돌아보게 하는 장기가 바로 비장과 위장이다.

습·담·음으로 무거워진 몸은 낯선 것들과 섞이지 않으려는 자신이 스스로 불러들이는 몸상태이다. 섞이지 않는 쪽으로 에너지를 쓰니, 진액과 혈액은 충만하게 만들어지지 못하고 당연히 비기는 약해진다. 이런 상태에서는 머리가 종종 어지럽다. 소화가 안 되면 어지럼증이 먼저 생긴다. 그리고 이런 상태가 오래도록 깊어지면 공황장애가 생겨난다. 자신을 고수할 수 없을 것 같아 가슴이 두근거리며 미리 섞일 상황을 차단하는 노력이 공황장애를 불러온다. 습·담·음 역시 지속적으로 생겨나서 몸은 가벼워지는 길을 잃어버린다.

미토콘드리아,
비기(脾氣)의 총량을 올리는 중심기관

　사람은 나이가 들어감에 따라 비기의 총량이 줄어든다. 또한 나와 다른 타자를 지속적으로 배제하는 방식으로 살아가도 비기는 줄어든다. 생명은 먼저 자신을 고수하려는 생각이 우선적으로 드는 것이 어쩌면 당연할지도 모른다. 하지만 자신의 생명을 건강하게 유지하기 위해서는 자신과 자신 아닌 것들을 잘 섞는 일을 매 순간 해내야 한다.

　자신을 고수하고 자신에게 다가오는 나 아닌 것들을 판단하려고 하는 자신의 생각을 바꾸는 것은 쉬운 일이 아니다. 여기에 나이가 들어감에 따라 비기가 줄어드는 것도 받아들여야 하는 일인지도 모른다. 나이가 들수록 경험이 많아지니 그에 따라 판단할 일이 더 많아진다. 그러니 사람이 나이가 들어감에 따라 비기를 올리는 삶의 태도가 무엇인지 스스로 탐구하는 것이 필요하다. 또 비기를 올리는 일상의 루틴을 만드는 것은 잘 늙어가는 일 중 가장 중요한 것일지도 모른다. 자신이 살아온 삶의 경험들에 비추어보았을 때 자신 앞에 펼쳐지는 일들이 낯설다고 생각되는 순간 대체로 사람들은 그 일이 자신에게 좋을 것인지 나쁠 것인지 먼저 판단한다. 하지만 판단과 상관없이 그 낯선 일들은 어떻게든 경험해야만 하는 일이 되곤 한다. 이때 낯선 경험과 잘 섞이기 위해서는 충만한 비기가 관건이다.

『동의보감』이 알려주는 삶의 지혜는 몸의 에너지가 충만해지면, 비기가 충만해지면 자신이 겪는 일상에서의 어려움이 가벼워질 수 있다는 점이다. 비기가 줄어들게 되면 가장 먼저 비주운화, 즉 몸을 새롭게 하는 혈액과 진액을 만드는 가장 기본적인 과정에서 어려움이 발생한다. 진액과 혈액을 충만하고 밀도 있게 만들어서 몸 안으로 흡수하는 일이 어려워진다. 이렇게 되면 비장의 정신작용이 또한 어려워진다. 줄어든 비기로 인해 에너지를 조금이라도 덜 들게 하려고 자신을 고수하는 정신작용이 주를 이룬다. 그런데 에너지를 조금이라도 아끼려는 그 태도, 자신을 고수하려는 바로 그런 삶의 태도가 비기의 양을 더욱 줄어들게 한다.

『동의보감』에서 말하는 '비기(脾氣)'를 높인다는 말을 현대의학의 관점에서 말하면, 세포 안의 '미토콘드리아가 만드는 에너지의 총량을 높인다.'로 보면 좋을 듯하다. 비기(脾氣)라는 말은 우리에게 좀 어렵지만, 현대과학이 밝힌 세포 안의 미토콘드리아의 에너지 생산과정을 이해하면 비기(脾氣)라는 말이 좀 쉬워진다. 비기라는 말을 이해하면 비기를 키우는 일을 일상에서 보다 현실적으로 실천할 수 있다. 더불어 비기가 충만한 사람은 비장의 정신작용이 원활해질 것이다. 이렇게 되면 비장의 정신작용이 잘 안되는 것으로 인한 일상의 괴로움을 덜 수 있다. 미토콘드리아는 세포 안에서 에너지 ATP 를 생산하는 소기관이다. 세포 안에는 많은 소기관들이 있다. 세포 하나하나는 자신의 역할을 원활하게 수행하기 위해서 미토콘드리아를 세포 안에 갖고 있다. 미토콘드리아는 세포 안의 발전소인 셈이다.

세포와 미토콘드리아의 기능을 살펴보면 사람의 몸은 에너지를 산출해서 사용하고 에너지산출과정에서 생겨난 노폐물을 내보내는 기계장치이다. 그리고 이 기계의 기능 중 하나가 정신작용이라고도 볼 수 있다. 기계장치가 에너지를 원활하게 만들어내고 필요한 부분으로 충분하게 보내줘야 몸은 편안하고 정신은 필요한 정신작용을 잘 할 수 있다. 세포 1개 안에는 수백 개의 미토콘드리아가 있어서 여기에서 우리 몸의 각 세포와 조직과 기관에 필요한 에너지들을 생산한다. 이렇게 생산된 에너지로 세포와 조직과 기관은 자신의 역할을 수행한다. 『동의보감』의 표현으로 말해보면 '몸을 자양한다.'이다.

보통 1개의 세포 안에 미토콘드리아는 평균적으로 300~400여 개 정도 있다고 보인다. 간장, 신장, 근육, 뇌 등 대사가 활발한 곳의 세포에는 수천 개의 미토콘드리아가 있다. 미토콘드리아는 세포 안에 있으면서 미토콘드리아 자체의 DNA를 가지고 스스로 자기복제를 하는 소기관이다. 미토콘드리아는 자신의 막이 있는데, 이 막을 통과하여 에너지가 생산되기 위해서는 산소가 필수적이다.

포도당은 우리 몸의 필수 에너지인 ATP로 바뀌는 원재료이다. 미토콘드리아 안에서 클러스트라는 주름들이 있는데, 잘린 포도당은 이 주름 속을 지나면서 수소원자(H^+)의 농도를 높여서 에너지인 ATP가 만들어지도록 한다. 이 과정에서 노폐물로 이산화탄소(CO_2)와 물(H_2O)이 생긴다. 탄소와 산소가 만나서 노폐물인 이산화탄소가 되고, 수소와 산소가 만나서 노폐물인 물이 된다. 하여 미토콘드리아가 ATP를 생산한 후 노폐물 생성에 산소가 필수적이다.

생성된 ATP는 저장되어 있기도 하고, 바로 에너지가 필요한 곳에서 사용되기도 한다. 산소와 결합하여 만들어진 노폐물 중 이산화탄소는 정맥

혈로 전해져서 폐로 가서 코를 통해 몸 밖으로 배출된다. 같이 생성된 노폐물인 물은 신장으로 가서 다시 한번 걸러진 후 방광으로 가서 몸 밖으로 배출된다. 때문에 소변검사를 통해 우리 몸의 에너지 생산과정이 어떠한지를 알 수 있다.

이런 과정으로 생산된 에너지들을 동의보감에서는 비기(脾氣)라고 부른다. 비기가 충만하다는 말은 세포 안에 미토콘드리아 수가 평균보다 더 많아서 미토콘드리아가 만들어내는 ATP가 충분하다는 뜻이다. 이런 상태의 사람은 활력이 높다. 문제는 세포 안의 미토콘드리아의 수는 일정하게 유지되지 않는다는 점이다.

각 사람마다 활력이 다 다른 것은 그 사람의 세포 안의 미토콘드리아의 개수가 다 다르기 때문이다. 에너지 필요량이 높은 사람은 미토콘드리아의 수가 점점 많아진다. 미토콘드리아 안의 DNA가 자기복제를 하여서 이 말은 사람의 에너지 필요양이 높아져야 미토콘드리아는 세포 안에서 더 많이 생겨난다는 이야기다. 사람이 하루 중 쓰는 에너지 총량이 더 높아지면 몸은 그 필요량을 생산하기 위해 세포 안에 미토콘드리아의 숫자를 늘려서 ATP 생산량을 높인다. 하지만 몸의 필요 에너지양이 많이 요구되지 않거나 사용되는 에너지의 양이 줄어들면 세포 안에 미토콘드리아 수는 점차로 줄어든다.

사람들은 평상시 몸 움직임보다 더 많은 움직임을 할 때 에너지 필요량이 올라감으로써 세포에게 더 많은 ATP를 생산하라고 재촉한다. 몸은 에너지 필요량을 더 요구하고 세포는 이에 따라가느라 애를 쓰고 나면 피곤함이 찾아온다. 때문에 몸의 에너지 총량을 올릴 때, 대체로 피곤하고 힘이 드는 과정이 필수적으로 따라온다. 이 피곤하고 힘든 상태가 어느 정도 지속된 후 그 결과로서 세포 안에는 미토콘드리아 수가 늘어난다. 사람이 대체로 운동을 처음 시작하면 피곤하고 힘든 이유이다. 그리고 운동이 어느 정도 익숙해지면 그에 따라 몸의 에너지 필요량이 올라가고 세포 안에 미토콘드리아의 숫자도 늘어서 그 필요량을 맞추게 된다. 이때부터는 피로하다는 생각이 점차 들지 않는다. 많은 미토콘드리아는 많은 ATP를 생산하여 몸의 에너지 요구량을 충족시킨다.

이때의 몸은 가벼워지고 몸을 충분히 쓸 수 있으며, 쓰고 난 후에도 피로감이 크지 않다. 그리고 조금 자고 나면 다시 몸은 재충전되어 피로감 없는 가벼운 몸으로 살아갈 수 있다. 비기를 올리는 과정이 이와 같기 때문에 비기를 올리기 위한 삶의 방식으로 전환하면, 그 바꾼 시점부터 몸은 먼저 저항감을 느낀다. 온갖 핑계가 다 피어오르면서 몸의 에너지 총량을 올리는 일이 그다지 필요 없는 일이라는 머릿속 속삭임들이 항상 자신을 유혹한다. 여기에 나이가 들어감에 따라 간기가 약해지고 심기가 약해지면 〈1장〉 참조 사람도 몸의 에너지 총량이 줄어든다. 자연스럽게 비기가 약해진다. 몸을 움직이는 것을 싫어하게 되고 그에 따라 몸은 점점 무거워진다. 늙어가는 과정 속의 몸이다.

이 과정을 좀 다르게 겪을 수 있는 길은 비기를 얼마나 올릴 수 있느냐에 달려 있다. 몸의 에너지 총량을 올리는 운동과 평소와는 다른 몸 움직임을 시작할 때, 이러한 몸의 메커니즘을 알고 미리 예측한다면 몸이 저항하는 것을 이해할 수 있다. 몸의 에너지 총 요구량을 올리는 것은 비주운화를 원활하게 할 수 있는 매우 중요한 요소이다.

비기의 총량이 높다면 타자와 섞이는 상황에서 더 능동적으로 그 상황을 받아들일 수 있다. 비기가 줄어든다는 것은 나와 다른 생명을 먹어서 진액과 혈액을 만들어야 하는 에너지가 줄어들었다는 뜻이다. 이에 따라 변화하는 자신보다는 자신의 원래 상태를 고수하려는 정신작용을 하게 된다. 변화하는 환경과 변화하는 나를 인식하려 하기보다는 원래 알던 자신을 고수하는 것이 자신의 생명유지에 유리하다고 생각한다.

이럴 때 사람들이 자주 하는 말들이 '인생 뭐 있어~, 즐기면서 살아.' 이런 류의 말들이다. 이런 생각과 정신작용이 자신의 신(神)의 내용물을 구성한다. 신의 내용물이 이렇게 되면 노인이 되어가는 과정에서 자신을 고수하려고만 한다. 타자들과 섞이지 않으려 할 뿐 아니라 타자에게 자신을 강요하는 사람이 될 수도 있다. 이런 모습들은 어찌 보면 사람의 노력이 없다면 당연하면서도 자연스러운 모습일 것이다. 고립되고 고수하는 사람으로 향할 것인가, 아니면 끊임없이 낯선 것들과 섞여서 새로운 나를 매 순간 탄생시킬 수 있느냐는 몸의 에너지 총량을 높일 수 있느냐 없느냐에 달려 있다. '비기(脾氣)'라는 말 속에는 이처럼 몸에너지 총량을 스스로 돌보고 높일 수 있다는 의미가 담겨 있다.

새로운 인식(의·意)의 중심 비장,
비장이 만드는 감정 생각(사·思)

　비장의 생리작용 중 하나가 '비장의 정신작용과 비장의 감정'이다. 앞에서 살펴본 것처럼 '토(土)'에너지는 자신 안에 다양한 에너지를 품고서 다른 에너지들을 매개하고 조화시켜 만물의 형태를 생성한다. 또한 토는 땅을 대표하기 때문에 생성된 만물이 죽음을 맞이했을 때 다시 땅으로 거두어들인다. 더불어 비장은 낯선 것들을 자신 안으로 받아들이는 에너지를 속성으로 하는 장기이다.

　음식물이나 경험, 사건들은 처음 만날 때는 매우 낯설다. 낯선 것을 만났을 때 정신은 이전에 이와 비슷한 것이 있었는지 빠르게 뇌 안의 저장기록을 검색한다. 그리고 가장 비슷한 기억을 인출하여 낯선 음식과 경험들 속에서 조금이라도 익숙한 아주 작은 지점을 찾아내려 한다. 낯선 것을 이해하려는 정신의 작용이다. 이것이 바로 비장의 정신작용인 '의(意)'다. 새로운 인식을 만드는 과정이다.

　이와 같은 토의 에너지 속성으로 만들어진 비장의 정신작용인 '의(意)'는 비장과 위장이 자신과 다른 낯선 것들을 직접적으로 받아들이는 경험을 통해서 만들어진 정신작용이다. 비장과 위장은 그 낯선 것을 기억해야 다음번에도 그 안전성을 검사하여 낯선 것들을 몸으로 들일 수 있다. 그 판단을 하는 정신작용이다.

'의(意)'는 만물이 어떤 것인지 기억하고 다음번에 그것들을 인식하는 생각을 만들어내는 정신작용이다. "마음속에 기억하여 남겨 두는 것을 의(意)"[76]라 부른다. '의(意)'는 어떤 사건이나 사물에 대해 마음속에 생겨서 머무는 인상이나 기억으로서, 정신활동의 구체적인 활동이 일어나도록 재료를 제공하는 기능을 한다. 이러한 비의 정신작용이 원활하지 않을 때, 이것을 할까 저것을 할까라고 망설이면서 끊임없이 계산을 하곤 한다. 이런 생각을 감정으로 분류하며 '사(思)'라 부른다. 새로운 인식을 만드는 정신작용을 하지 않으면, 정신의 내용물은 끊임없이 자기 안의 저장된 것들을 떠올리고 돌리면서 이것저것을 재는 생각(思)이라는 감정으로 가득해진다.

나를 둘러싼 밖의 사물과 관계들은 매번 변화되어 나타난다. 나 역시도 변한다. 그러니 인식하고 저장한 정신작용도 외부 사물과 섞이면서 변화되어야 한다. 변한다는 자연의 법칙을 알지 못하면, 몸은 깊은 염려 속으로 들어간다. 비장의 생리작용을 해야 할 비기가 비장의 감정인 이런저런 비교와 판단을 하는 생각으로 쏠린다.

이때를 비기가 울결됐다고 말한다. "사려가 과도하면 비기가 울결되어 상승하지 못하므로 비의 운화에 영향을 미쳐 기혈을 화생하는 원천이 부족해진다."[77] 이렇게 비기는 점차 약화된다. 자신 안의 저장된 것만을 바탕으로 일어나는 생각만을 하게 되면 사람은 몸을 움직이기 싫어하는 상태에 이른다. 눕거나 앉아서 매번 했던 그 생각을 지속적으로 돌리는 자신을 마주한다. 이런 감정의 상태에 있을 때 특히나 손발이 매우 무겁다. 무거워진 몸은 필연적으로 몸을 써야 할 때마다 저항하고, 그 저항하는 것을 겨우 이기면서 움직여야 한다. 건조해야 할 비장에 생각과 염려와 사려로 습이 차서 비기는 더욱 약해지고 몸에 습·담·음이 여기저기 생겨난다. 몸을 더욱 무겁게 만드는 감정인 생각의 역할이다.

　비장의 정신작용이 원활할 때는 생각이 떠오르면서 그 생각 속에서 인식이 생겨난다. 같은 생각을 또 하고 또 하는 것이 아니라, 인식에 기반한 다른 생각이 이어진다. 이때 사람의 몸과 손발이 가볍다. 손발이 무겁고 몸을 움직이려고 할 때마다 할까 말까를 계속 고민한다면 자신의 비장과 위장의 생리작용이 원활하지 않은 것이다. 이런 상태 속에 자신을 놓아둔다면 생각이라는 하나의 감정 속에 자신을 방치하고 있음이다.

　사지와 손발을 쓰는 것이 가볍고 원활한가가 바로 비장과 위장의 생리작용이 잘되고 있는지 아닌지를 가늠할 수 있는 중요한 지표이다. 먹고 나면 누워 있고 싶고, 골똘한 생각이 잠겨서 몸을 한동안 움직이지 않는 일상을 산다면 비장과 위장의 생리작용이 잘 안되고 정신작용도 생각이라는 감정으로 가득 찬 상태이다.

　골똘히 생각하고 고심한다는 것은 변화하는 세계와 변화하는 자신을 인식할 수 없을 때 마음에서 생겨나는 감정이다. 자신이 어떤 사람인지라는 질문에서 항상 나는 이런 사람이라고 규정하는 생각이 먼저 떠오르고, 나 외의 사람을 만났을 때 서로 섞어보지도 않고 그 사람을 판단하는 자신을 만난다면 비장과 위장은 건강할 수 없다. 비장과 위장이 자기 역할을 충만하게 하는 사람은 새로운 관계와 상황과 다른 사람을 만날 때 자신이 어떻게 행위하고 말하는지 자신에 대한 궁금증이 생긴다. 매번 바뀌는 상황으로 인해 자신의 언어와 행위도 달라진다.

자신의 언어와 행위가 달라지는 것을 사건과 관계 속에서 인식할 때 비장의 정신작용인 의(意)가 충만해진다. 고심하는 자신을 다르게 만들고 싶다면 우선 에너지부터 충분해야 한다. 또한 몸을 움직이면 고심했던 생각과 거리가 생겨난다. 몸은 항상 즉각적인 느낌을 생성한다. 고심하던 정신에 몸 움직임으로 인한 다른 느낌이 생겨난다. 이에 따라 에너지총량도 올라간다. 에너지 총량이 올라가고 또 고심과의 거리 또한 만들어진다면, 그 사이를 채우는 새로운 생각들이 생겨난다. 이것이 바로 비장과 위장을 돌보는 방법 중 하나이다.

1. 고심을 새로운 인식으로 만드는 동의보감 요가 자세
- 비장과 위장 돌보기

1) 비장과 위장을 돌보는 동의보감 요가 자세

◆ 앉아서 앞으로 숙이는 전굴 자세 준비물: 요가링

① 매트에 두 다리를 나란히 펴고 앉았다가, 왼쪽 다리는 펴고 오른쪽 다리의 무릎을 접는다. 오른쪽 발바닥을 왼쪽 허벅지에 붙이고 오른발 뒤꿈치는 회음에 붙인다.

② 척추를 정렬하고 손으로 왼쪽 발을 잡는다. 발이 안 잡히는 경우 요가링을 발바닥에 걸고 손으로 잡는다. 천천히 천골을 앞으로 밀면서 상체를 숙인다. 등이 동그랗게 구부러지지 않도록 한다. 상체를 많이 숙이는 것이 포인트가 아니라, 등을 펴서 몸 아랫배 을 허벅지 쪽으로 향해서 내리는 것이 포인트이다.

③ 숨을 마시고 내쉬면서 한 번 더 천골을 앞으로 밀면서 편 무릎이 구부

러지지 않게 하면서 상체를 앞으로 더 내린다. 더불어 긴장을 푼다.

④ 자세를 유지하면서 숨을 깊이 마시면서 배를 부풀리고 이어서 숨을 내쉬면서 배를 등 쪽으로 천천히 붙인다. 내쉬는 숨을 마시는 숨보다 조금 더 길게 내쉰다. 동작을 유지한 상태에서 호흡을 하게 되면, 호흡을 통해 신성한 청기(산소)가 공급되기 때문에 비장과 위장을 생생하게 만든다.

⑤ 반대쪽 다리로 같은 방법으로 시행한다. 두 다리를 다 시행한 후에는 도화행공을 하면서 몸을 이완한다.

⑥ 아래 〈그림 19, 20〉을 참고하면서 동작을 시행한다. 비장경락과 위장 경락이 흐르는 위치를 생각하면서 동작을 시행한다.

〈앉아서 앞으로 숙이는 전굴 자세〉 동작 예시

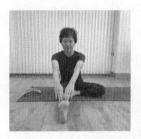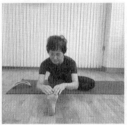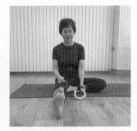

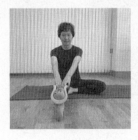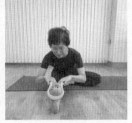

◆ 삼각 자세

① 매트에 서서 두 다리를 어깨넓이 두 배로 벌린다.

② 왼발은 몸쪽을 향해 15도 정도로 기울이고 오른쪽 발은 옆으로 일자로 자리를 잡는다.

③ 골반을 정면을 향해서 일직선으로 정렬하고 두손을 양 옆으로 뻗어준다.

④ 발바닥에서 허벅지 안쪽으로 다리의 힘을 주욱 끌어올리면서 기해혈에 기운이 모이게 한 후, 상체의 긴장을 푼다.

⑤ 숨을 마시고 내쉬면서 골반의 직선을 유지하면서 상체를 천천히 오른쪽 무릎 쪽으로 옆으로 내린다. 다시 숨을 마시고 내쉬면서 오른쪽 골반을 앞으로 살짝 내밀면서 상체를 조금 더 내린다.

⑥ 자세를 유지하고 숨을 마시면서 다리 안쪽으로 가볍게 기운을 끌어올리고 상체의 긴장을 풀어서 몸의 에너지가 기해혈에 모이게 하면서 숨을 충분히 내쉰다. 호흡을 3~4회 하면서 자세를 유지하며 호흡한다.

⑦ 반대편으로 자세를 시행한다. 마찬가지로 아래 〈그림 19, 20〉을 생각하면서 자세를 시행한다. 자세 후 딥롤러를 허벅지에 놓고 굴린다. 양쪽 허벅지를 시행한다. 도화행공을 시행한다.

⑧ 딥롤러로 다리의 여러 경맥을 풀어준 후 다시 삼각자세를 양쪽으로 시행한다. 두 번째 시행에서는 훨씬 잘 움직이는 몸을 만나게 될 것이다.

〈삼각 자세〉 동작 예시

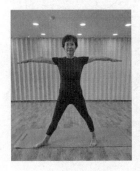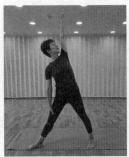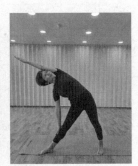

◆ 역삼각 자세

① 매트 위에 서서 다리를 어깨 넓이 두배로 벌린다. 왼쪽 발을 안쪽으로 15도, 오른쪽 발은 180도 옆으로 한다.

② 골반이 정면을 보도록 정렬한 후 두 팔을 옆으로 벌린 후, 왼쪽 팔을 오른쪽 무릎을 향하여 내리면서 상체를 틀어서 뒤쪽을 보도록 한다. 오른팔은 천정쪽을 향해서 뻗는다. 숨을 마쉬고 내쉬면서 상체가 좀 더 뒤쪽을 보도록 비튼다.

③ 숨을 마시고 내쉴 때마다 마찬가지로 발바닥부터 허벅지까지를 기해혈 방향으로 끌어올리면서 상체의 힘을 뺀다.

④ 자세를 유지하고 호흡을 3~4회 진행한다. 상체가 비틀어져 있기 때문에 호흡이 들어오고 나가는 동안 호흡이 내장을 마사지 해준다. 〈그림 20〉의 위경맥이 흐르는 부위를 생각하며 호흡한다.

⑤ 반대 자세를 시행한다.

⑥ 자세를 끝낸 후 딥롤러로 허벅지를 굴려준다. 이어서 도화행공을 하면서 몸에 쌓인 피로물질을 내보낸다.

〈역삼각 자세〉 동작 예시

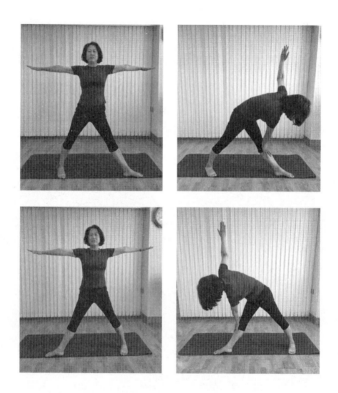

간단한 족태음비경 탐구

족태음비경은 엄지발가락 은백혈에서 시작되어 다리의 안쪽을 타고 올라와서 몸통을 지나 쇄골 아래 중부혈에서 끝이 난다. 몸이 무겁고 팔다리가 무거울 때 족태음비경이 흐르는 자리를 움직여주면 비장에 가득한 습이 몸의 움직임으로 기화되어 없어진다.

그로 인해 몸이 가벼워짐을 느낄 수 있게 된다. 식후에 소화가 잘 안되거나 몸이 축 처지면서 무겁다면, 걷기를 통해서 비장경락을 움직일 수 있다. 식후 걷기는 몸의 소화를 비장과 자신이 함께 합력하여서 해내는 과정이다. 무거워진 몸을 그대로 두는 선택이 아니라, 몸이 가벼워지도록 하는 작은 실천이 필요하다.

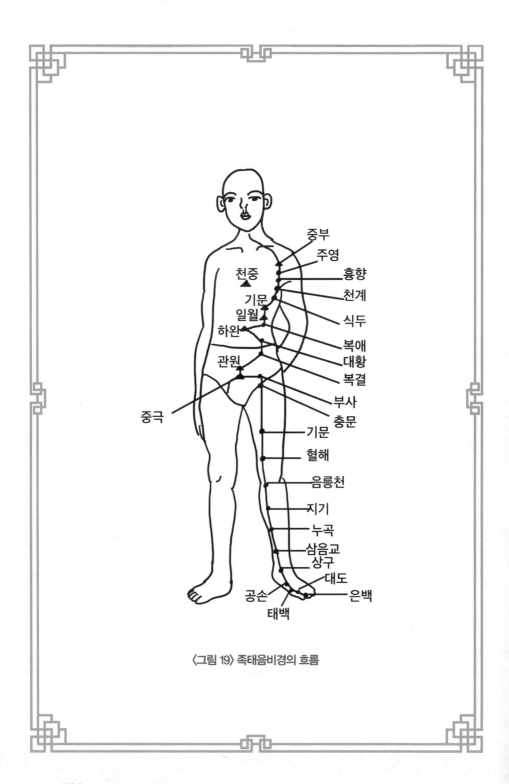

중부
주영
흉향
천중 ▲
천계
기문
식두
일월
하완
복애
대황
관원
복결
부사
충문
중극
기문
혈해
음릉천
지기
누곡
삼음교
상구
대도
공손
은백
태백

〈그림 19〉 족태음비경의 흐름

간단한 족양명위경 탐구

족양명위경은 승읍혈에서 시작되어 몸통을 타고 내려가다가 다리의 정중앙을 타고 내려가 두 번째 발가락의 여태혈에 끝이 난다. 비경과 위경은 몸의 습도를 조절하는 경락이다. 몸이 습하고 비장과 위장에 습담이 차 있을 때, 비경과 위경을 움직여줌으로써 습을 제거할 수 있다.

또한 얼굴에 자리한 혈자리 중 위경의 혈자리들이 가장 많이 얼굴에 위치해 있다.

하여 위에 열이 있으면 위열로 얼굴이 살짝 벌거면서 열감이 있게 된다. 또 위의 열로 얼굴의 모공이 커져서 얼굴의 결이 나빠진다. 위경은 얼굴을 두 줄로 흐르고 있기 때문에 위가 주물럭거리는 역할을 잘 못하면 얼굴에 팔자주름이 깊이 패이면서 얼굴이 아래로 늘어진다.

얼굴이 처진다면 위경을 움직이는 동작으로 자신을 돌볼 수 있다.

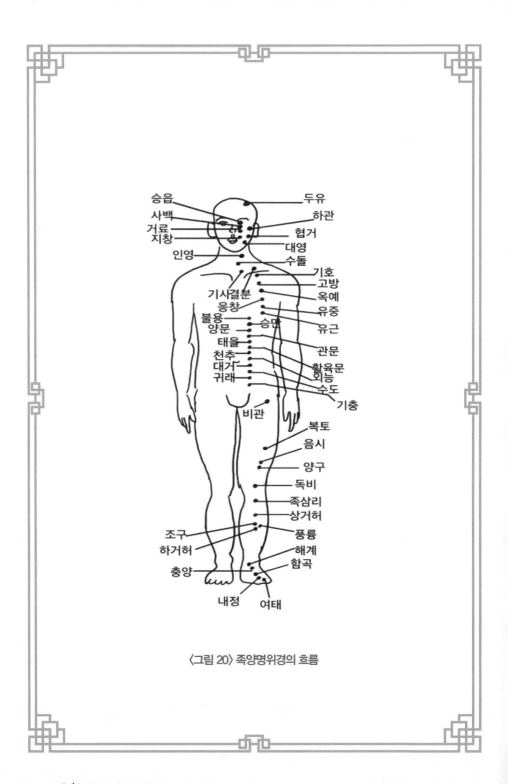

승읍
사백
거료
지창
인영
기사결분
응창
불용
양문
태을
천추
대거
귀래
비관
조구
하거허
충양
내정

두유
하관
협거
대영
수돌
기호
고방
옥예
유중
유근
승만
관문
황육문
외능
수도
기충
복토
음시
양구
독비
족삼리
상거허
풍륭
해계
함곡
여태

〈그림 20〉 족양명위경의 흐름

6장

동의보감 요가의 완성

받아들임으로
근심을 다스려라

수렴하는 금(金)에너지

이제 태양의 주위를 도는 지구는 가을의 위치에 접어들었다. 양기운이 자라나고 가득했던 봄·여름(木·火)이 지나고 양(陽)의 기운은 줄어들고 음(陰)의 기운이 자라나는 환절기도 지났다. 본격적으로 음의 기운이 작용하는 시기가 펼쳐진다.

하늘에서는 기토(己土), 땅에서는 미토(未土)의 시간들이 지나고 지구에는 금(金)의 시기가 시작된다. 미토(未土) 시기의 높은 기온과 많은 습기들을 품은 대기는 지구 위의 모든 생명을 양적으로 살찌운다. 높은 온도와 습기 안에 가득 든 대기 속의 자양분을 생명들은 자기 안으로 듬뿍 받아들여 자신의 몸집을 키운다.

충분히 몸집을 키운 후 생명들은 이제 받아들인 것들을 자기 안에서 충실하게 다져서 성숙시키는 시기에 들어선다. 밖으로 성장하던 에너지의 방향성을 자신 안으로 성숙시키는 방향성으로 그 향하는 방향이 바뀐다. 성장 후에는 안으로 성숙시켜야만 다음 해 봄의 양에너지에 조응하여 자신을 또다시 새롭게 피어나게 할 수 있기 때문이다. 이런 방식으로 생명들은 자신을 키우고 이후의 순환을 이어간다. 이처럼 금(金)의 시기 즉 가을은 모든 생명이 받아들인 기운들을 자신 안에서 충실하게 다지고 성숙시키는 시간들이다.

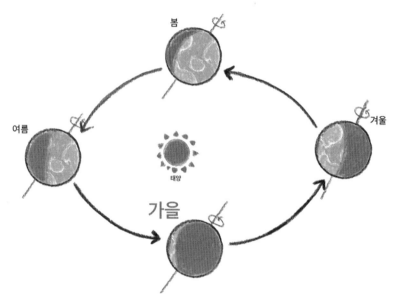

〈그림 21〉 지구의 자전과 공전-지구가 가을의 위치에 들어섬

생명에너지, 이름하여 양기(陽氣)가 세상에 가득할 때는 각 생명들의 형태 겉껍질 는 느슨하다. 양기가 가득한 세계를 향해서 자신을 열어 에너지를 받아들이기 위해서다. 하지만 자연 속에 자신을 성장시킬 에너지가 점차 줄어들게 되면 생명들은 삶의 전략을 바꾼다. 자신 안으로 들어온 에너지를 잘 지켜서 생명을 유지하는 쪽으로 방향을 바꾼다. 자신이 간직한 에너지를 유지하기 위해서는 테두리를 또렷하고 분명하게 만들어야 한다.

무더웠던 온도와 가득했던 습기는 음(陰)의 기운이 자라남에 따라 점차 습기가 마르면서 건조해지고 기온은 내려간다. 청명하고 쌀쌀하면서 건조한 가을의 기운들이 펼쳐진다. 건조한 대기는 모든 생명을 말린다.

이에 따라 가을에 모든 열매의 겉은 딱딱해지고, 동물들은 두터운 털로 갈아입는다. 이렇게 모든 생명들은 많아지는 음에너지의 시기 동안 자신의 생명을 유지하기 위한 대비를 금의 시기에 시작한다. 음의 에너지가 더욱 깊어지는 시기를 대비하는 생명들의 삶의 방식이다.

모든 생명은 자신의 죽음 이후를 대비한다. 열매 속의 씨앗은 다음번의 생명력이다. 씨앗은 한 해의 양기운의 발산으로 새롭게 생명력을 펼친 후 외부의 기운들과 충분히 섞이고 난 결과물이다. 섞인 기운은 다시 열매로 수렴되어 씨앗 안으로 저장된다. 환경의 변화를 자신 안으로 받아들인 생명의 씨앗들은 새로운 정보를 바탕으로 다음번의 봄을 준비한다.

이때 아주 질 좋은 씨앗 몇 개면 충분하다. 충분히 숙성하지 못할 열매는 선별하여 버린다. 그래서 가을은 살릴 것과 죽일 것을 선택하는 시기이다. 이 에너지를 '숙살지기(肅殺之氣)[78]'라고 한다. 가을은 모든 생명들이 자기들의 후대를 위해 살릴 것만을 남기고 나머지는 죽이는 선별의 시기이다.

양의 기운이 생명을 피워내고 살찌울 때는 그 시간들이 계속될 것 같지만 지구의 끊임없는 회전으로 필연적으로 음의 시간이 찾아온다. 음의 시간은 성장을 마치고 난 후의 수축과 성숙의 시기이다. 또한 선별의 시기이기도 하다. 안으로 수렴하면서 생명의 가장 중요한 핵심을 선별하는 속성의 시기이다.

이런 금에너지의 속성으로 폐와 대장이 만들어지고 기능한다. 폐는 심장을 둘러싸고 있다. 대체로 사람들의 심장은 왼쪽 폐 쪽에 위치한다. 심장은 끝없이 온몸에 혈의 형태로 양에너지를 공급하는 기관이다. 때문에 이 양(陽)의 에너지가 너무 넘쳐나지 않도록 대기의 청기 淸氣·산소 를 몸 안으로 들이는 기관인 폐가 감싸고 있도록 배치되었다. 이를 통해 심장의 발산하는 기운과 균형을 맞춘다. 또한 폐의 금기는 폐 아래에 위치하는 간의 양기(木氣)를 조절하는 역할도 한다. 폐는 양의 기운이 음으로 돌아가는 에너지의 속성으로 만들어지기 때문에 그 생리기능을 '양(陽) 중 음(陰)'의 방식이라고 말한다.

폐는 호흡을 주관하는 장기로서 대기 중에 가득 찬 기운인 산소를 몸 안으로 들여서 몸속의 양기와 음기의 균형을 맞추는 생리작용을 한다. 움직이는 양기운을 받아들여서 자신 안의 균형을 맞추는 생리작용이다. 호흡을 통해서 생명 안으로 들어오는 것은 산소뿐만이 아니라 자신을 둘러싼 환경의 기운들도 함께 자신 안으로 들어온다. 지구에 사는 생명들의 호흡기관으로는 폐와 아가미 그리고 피부가 있다. 피부는 외부의 기운을 받아들이는 또 하나의 중요한 기관이다. 금의 기운이 열매의 겉껍질을 또렷하게 만들어가는 것처럼, 금기운은 사람에게 피부를 만들고 피부에 있는 여러 감각을 기능하게 하는 속성을 갖는다. 피부를 통해서 외부환경의 양기와 음기, 온도와 습도 등을 감촉하고 조절하면서 받아들이는 기능을 '폐가 기(氣)를 받아들여서 조절한다'[79]고 이야기한다.

사람은 자신이 놓인 환경, 다른 말로 배경 속에서 의식적 또는 무의식적으로 자신을 둘러싼 기운들을 받아들이고 있다. 자신을 둘러싼 외부기운을 받아들이면서 조절하는 기능을 하는 것이 피부이다. 때문에 생명의 가장 최외곽의 피부는 항상 외부를 향하여 열려 있다. 그러니 사람은 자신 안에 외부와 통하는 열린 통로 〈5장〉 참조 를 가지고 있으면서, 자신의 가장 최외곽에는 항상 외부와 소통하는 열린 구조인 피부를 가진 생명이다. 그러니 사람은 소통을 생명유지의 가장 기본으로 하는 생명이다.

청기(淸氣·산소)를
받아들이는 폐(肺)

폐는 우리 몸의 가장 위쪽에 위치한 장기이다. 사람은 살기 위해 산소를 공급받는데, 5장에서 살펴본 것처럼 포도당이 에너지로 바뀌는 과정에 반드시 산소가 필요하다. 세포에서의 에너지 생산을 위해서 산소는 끊임없이 세포 속으로 공급되어야 한다. 이 산소를 『동의보감』에서는 청기(淸氣)라고 부르며, 폐가 대기 속에서 받아들인 청기와 기(氣)로 몸의 모든 기관들이 원활하게 기능한다. 폐의 모양을 동의보감에서는 다음과 같이 이야기한다.

두 개의 넓게 퍼진 엽(葉)과 여러 개의 작은 엽으로 되어 있고 그 속에는 스물네 개의 구멍이 줄을 지어 분포되어 있는데, 이곳으로 여러 장기에 청기와 탁기가 드나들고, 백(魄)을 저장하는 기능을 한다.

(p412, 허준 지음, 『동의보감』, 법인문화사)

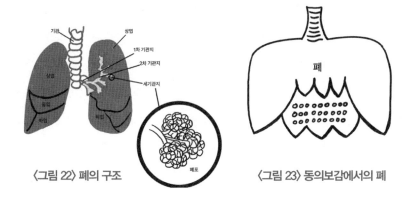

〈그림 22〉 폐의 구조   〈그림 23〉 동의보감에서의 폐

〈그림 23〉를 보면 『동의보감』에서는 폐의 모습은 사람의 어깨 모양으로 그려져 있다. 몸 안의 모습은 고스란히 외형으로 발현된다는 통계에 근거하여 폐의 모습과 기능을 사람의 어깨가 보여주고 있음을 표현한 그림이다. 이때 어깨의 형태는 등의 상층부 승모근 와 가슴근육 대흉근 으로 결정된다. 등이 굽은 사람은 자연히 앞 가슴근육 대흉근 이 수축된다. 굽은 등을 가진 사람은 위의 폐 그림과 같은 어깨가 될 수 없다. 어깨뼈가 앞으로 말려들게 되고, 그로 인해 목과 턱이 앞으로 빠진 모습이 되기 때문이다. 이 모습만으로도 그 사람의 폐는 원래 모양을 잃고 폐기능 역시 태어날 때의 기능에서 저하되어 있다.

『동의보감』의 폐에 대한 설명하면서 '24개 구멍이 있어서 이곳으로 몸의 여러 장기로 맑은 기운과 탁한 기운을 보낸다'고 표현한다. 이것은 심장과 폐가 서로 혈액을 소통시키는 혈관의 표현인 동시에 폐 전체에 자리하고 있는 허파꽈리의 모습 〈그림 22〉 참조 이다. 이 허파꽈리에서 산소와 이산화탄소의 교환이 일어남을 표현한 말이다.

코를 통해 마신 산소는 후롱 기도 을 통해 폐로 들어가서 폐 전체에 퍼져 있는 허파꽈리에서 이산화탄소와 교환된다. 폐에 있는 허파꽈리를 모두 꺼내서 그 표면적을 펼치면 대략 32평 정도의 거실 면적이 된다. 사람의 몸 안에서는 생각지도 못한 엄청나게 넓은 면적이 아주 절묘하게 모양을 갖추어서 그 좁은 몸통 안에 자리하고 있다. 등이 굽게 되면, 이 허파꽈리 들이 원래 자신의 모양을 잃고 찌그러진다. 찌그러진 허파꽈리에서는 충분한 이산화탄소와 산소교환이 일어날 수 없다. 그러니 등이 굽은 사람의 폐기능이 좋을 수는 없다.

폐는 스펀지 같은 형태이기에 폐가 든든하면서도 부드럽고 야들야들해 야 산소와 이산화탄소와의 가스 교환이 원활하게 이루어진다. 등과 가슴 근육의 힘 있음과 부드럽게 발달한 정도가 폐기능을 결정한다.

갈비뼈는 가장 아래쪽의 뼈의 양쪽 높이가 대체로 같지 않다. 갈비뼈의 모양이 다르다는 것은 안에 담긴 폐 역시도 양쪽 모양이 서로 다르다는 뜻 이다. 갈비뼈의 좌우 높낮이가 다른 사람은 골반 또한 비뚤어져 있다. 몸 위쪽의 어깨뼈의 높이도 양쪽이 같지 않게 된다. 이런 뼈의 모양을 갖게 되면 몸은 한쪽으로 치우친다. 어깨뼈, 갈비뼈, 골반뼈가 다 한쪽으로 기 울어져 있는 사람은 당연히 폐가 자기 형태를 온전히 유지하지 못하고, 한 쪽 폐가 수축된다. 몸이 이렇게 되면 호흡 길이는 당연하게 짧아진다.

폐는 왼쪽에는 3개의 엽으로 되어 있고, 오른쪽은 2개의 엽으로 되어 있 기에 양쪽 폐의 모양이 똑같지 않다. 또한 사람은 한쪽 팔을 중심으로 힘 을 쓰면서 일상을 살기에 어깨는 한쪽으로 삐뚤어지기 너무 쉬운 구조이 다. 사람의 몸은 이처럼 비뚤어지기에 아주 쉬운 조건 속에 있다.

문제는 비뚤어진 자신의 몸을 스스로 알아보지 못하는 점이다. 대체로 사람들은 스스로 자신이 균형 잡혀 있다고 믿고 있다. 자신의 몸에 대해서 자기 스스로가 가진 생각은 어쩌면 사실이 아니라 믿음일지도 모른다. 이 믿음으로 인하여 자신의 몸을 거울 등에 비추어보면 몸은 자신의 믿음대로 _{이 믿음이 자신의 신(神)이다.} 보이기 마련이다.

믿음을 잠시 내려놓는다면 자신의 몸이 자신의 생각보다 한쪽으로 치우쳐 있음을 발견한다. 몸이 치우쳐 있음을 보게 되면 몸을 균형 잡힌 상태로 만들려는 방향성을 가지려 할 것이다. 이 방향성을 설정하면 치우친 몸을 균형 잡힌 몸으로 만드는 시간의 배치를 일상 속에 집어넣게 된다.

삶을 살아가면서 사람은 점점 치우친 몸으로 나아가고 있다. 그로 인해 호흡은 필연적으로 점점 짧아지고 있다. 산소를 충분히 마실 수 없는 몸이 되어간다. 이렇게 되면 몸은 청기를 공급받지 못해 에너지 생산을 원활하게 할 수 없다. 더불어 몸 안의 탁기를 몸 밖으로 충분히 내보지 못한 자신을 만나게 된다. 자신이 한숨을 자주 쉬고 이유도 없이 가슴이 답답해지면서 열감이 있다면 이것은 폐가 청기를 충분히 받아들일 수 없는 모양이라는 뜻이다.

『동의보감』에는 사람들이 살아가는 한평생 동안의 평균 호흡수를 통계 내어 써놓았다. "바다의 밀물과 썰물은 천지가 호흡하는 것으로서 하루 두 번씩 오르내릴 뿐이다. 그러나 사람의 호흡은 하루에 1만3천5백 번이나 된다. 그러므로 천지의 수명은 유구하여 끝이 없지만, 사람의 수명은 길어도 100살을 넘기지 못한다."[80] 이처럼 사람의 호흡횟수가 정해져서 태어난다는 점에 주목해본다면 사람이 자신의 몸을 돌보는 데 호흡길이가 짧아지지 않도록 하는 것이 더욱 중요해진다. 호흡길이가 짧아지게 되면 호흡횟수가 빨라진다. 한 사람의 평생의 호흡수를 빨리 쉬어버리면 그만큼 그 사람은 수명은 짧아진다. 그러니 이 호흡수를 얼마나 느리게 쉬느냐로 그 사람의 건강한 삶과 최종적인 죽음에 이르는 시간을 스스로 조절할 수도 있다. 몸을 돌본다는 의미 속에는 호흡을 스스로 연마한다는 뜻이 들어 있다.

호흡, 현재의 마음을
바꾸어주는 도구

사람의 생리작용은 대부분 무의식적이다. 그것이 생명적으로 보면 안전하기 때문이다. 그런데 딱 한 가지 생리작용, 호흡만이 무의식적으로도 그리고 의식적으로도 할 수 있다. 이런 이유로 무의식적으로 또는 의식적으로 일어나는 호흡으로 자신을 돌보는 방법을 개발하게 되었다. 동양의학은 자신을 스스로 돌보는 것을 최대 목표로 한다. 사람이 자신을 양생할 때, 호흡은 꼭 익히고 수행해야 하는 중요한 방법 중 하나이다.

대체로 숨은 내쉰 만큼 마시게 된다. 깊이 내쉬게 되면 천천히 대기 중의 많은 청기를 마실 수 있다. 이때 허파꽈리를 충분히 기능하도록 하려면 한 가지 필요한 것이 있다. 바로 복근의 힘이 함께 작용해야 한다. 〈2장〉 참조 숨을 마실 때, 가슴에 먼저 숨을 가득 채우고 이어 숨을 계속 들이마셔서 아랫배까지 숨을 가득 채우게 되면 들어온 기운이 신장에 연락하게 된다. 이런 방식의 호흡을 복식호흡이라고 부른다.

이어 숨을 내쉴 때, 신장을 한 바퀴 돈 숨이 노폐물을 가지고 복근의 조절을 받으면서 천천히 몸 밖으로 나간다. 얼마 전까지 코로나로 인해 마스크를 자주 쓰면서 알게 된 것이 있다. 마스크를 쓰고 숨을 내쉬면, 내쉬는 숨에 수분이 담겨서 마스크가 축축해지곤 했다. 바로 몸 안의 묵은 기운과 함께 호흡을 통해서 수분을 몸 밖으로 내보내고 있었다. 호흡은 이산화탄소라는 노폐물을 내보내기도 하지만 수분조절의 기능도 함께하고 있다. 이러한 폐의 기능을 '폐주통조수도(肺主通調水道)'라고 부른다. 폐의 호흡작용은 신장과 협력하여 몸의 수분을 조절하는 과정이기도 하다.

복근에 힘이 있으면 임맥의 기해혈·관원혈·석문혈 〈2장〉 참조 의 위치 중 하나인 하단전이 호흡에 참여한다. 그러므로 기(氣)가 하초(下焦)에 있게 된다. 복근에 힘이 약하면 호흡이 배 아래 하단전 까지 내려가지 못하고 바로 올라가니 점점 호흡이 짧아진다. "하단전은 정(精)을 저장하는 곳이다."[8] 하단정의 정(精)은 신장에 담긴 정(精)이다. 잘 만들어진 복근의 힘을 바탕으로 하단전의 정이 폐와 신장의 협력으로 일어나는 깊은 호흡을 조절하는 역할을 한다.

이러한 깊은 호흡은 힘 있고 부드러운 복근이 반드시 함께 호흡에 참여할 때 가능하다. 호흡을 깊게 하는 과정에서 복근이 함께 참여하게 됨으로써 하단전이 지속적으로 사람 안에서 기를 생산한다. 이 기(氣)로 인해서 정(精)은 더욱 맑아지게 된다. 정(精)이 맑아지게 되니 신(神) 정신 이 모인다.

이 하단전은 일상을 사는 사람에게 현실에 딱 발붙이고 살 수 있는 에너지를 공급하는 곳이기도 하다. 사람은 자신의 몸을 운용할 에너지가 약해지면 현실을 자꾸 피하려 한다. 사람은 발을 땅에 딛고 살면서 땅의 기운을 받아들이고, 호흡을 통해서 하늘의 기운을 받아들여 이 두 기운을 하단전에 모이게 하는 생명시스템을 가지고 있다. 하단전에서 매일 낳는 기운으로 현실이 어렵고 힘들어도 긍정적으로 하루하루를 살아낸다.

이렇게 사람 안으로 들어간 에너지들은 사람에게 자신의 현실을 딱 마주 보고 그 현실의 일들을 겪어내는 원동력으로 작용한다. 이 겪어낸 일들로 사람을 매일매일 새로워진다. 매일매일 새로워지는 사람의 하단전은 기(氣)를 낳는다. 기(氣)가 매일 몸 안에서 충만해지니 이에 따라 사람의 형체가 충실해진다. 이것을 『동의보감』에서 "형체가 의탁하는 바는 기(氣)."[82]라고 말한 것이다.

무의식적 호흡은 지속적으로 일어나고 있다. 사람은 무의식적 호흡만이 아니라, 의식적이고 능동적인 호흡을 함으로써 자신을 돌보는 수행의 시간을 가질 수 있다. 이런 의식적인 노력이 없으면 대체로 사람의 호흡은 나이가 들면서 짧아질 수밖에 없다. 호흡이 짧은 사람은 또한 대체로 외부와의 소통이 어려워진다. 호흡이 짧으니 자연이 비기(脾氣)는 약해진다. 몸은 지속적으로 에너지를 생산하기 위해서 애를 쓰면서 산소를 마셔야만 하는 상황에 이른다. 이렇게 되면 매 순간 의식하지 못하고 이루어지는 무의식적인 호흡에도 사람의 노력이 필요해진다.

이런 상태가 되면 자신의 장기의 취약 부위로 병증이 시작될 가능성이 높아진다. 호흡기관인 폐는 근육 평활근 으로 이루어져 있다. 기의 성쇠에서 보면 50대가 되면 목기가 약해지기 시작한다. 목기가 약해진다는 것은 근육의 힘이 약해진다는 뜻이다. 자연스럽게 근육으로 만들어진 폐의 기능도 떨어진다.

몸과 호흡을 그대로 시간의 흐름에 맡기게 되면 사람은 호흡이 짧아지는 자연스러운 결과를 맞이해야 한다. 자신을 돌보는 삶을 살고 싶다면 호흡을 의식적으로 하는 시간들이 필요하다. 〈동의보감 실전 요가 5〉 참조 호흡이 길어지면 하단전의 기(氣)가 생생해지고 그로 인해 신(神)이 모인다는 것은 의식적 호흡 상태를 통해서 능동적으로 자신의 일상에서 만들어가고 있음을 뜻한다. 능동적 의식적 호흡 상태에 있을 때 사람은 자신의 호흡을 관찰할 수 있다. 호흡을 관찰하면 정신은 호흡에 집중한다. 호흡을 관찰했던 사람은 자신의 몸이 보내는 아주 작은 메시지를 읽어내는 몸으로 전환된다.

하여 요가에서는 호흡에 지속적으로 집중하는 기법으로 명상을 오래전부터 수행해 왔다. 몸은 항상 자신이 처한 외부세계의 정보를 받아들인다. 몸으로 받아들인 정보들은 자신의 신(神)을 기준으로 다양한 감정들을 만들어낸다. 이런 방식으로 감각과 감정은 그때그때의 마음을 만든다. 몸이 받아들인 감각을 해석하는 과정에서 감정이 만들어지고 이 감정은 마음을 가득 채운다. 마음은 매 순간 받아들이는 감각을 해석하면서 만들어지는 감정으로 인해 지속적으로 변해간다. 몸은 외부로 열려 있는 구조이기에 감각은 그 강도가 세거나 약하게 지속적으로 생겨나고 이에 따라 감각이 생겨나니 감정이 생겨나고 그로 인해 마음이 시시각각 변한다.

요가란 이처럼 시시각각 변하는 마음을 한곳에 묶어두는 것을 목표로 한다. 감각을 따라가면 마음은 끝없이 요동쳐야 한다. 이런 상태는 에너지를 많이 쓰는 상태이다. 에너지가 마음의 요동침으로 자꾸 손실되면 결국 몸은 약해진다.

요가의 호흡수행은 몸으로 들어오는 쉼 없는 감각들 속에서, 그 감각에 집중하는 것이 아니라 스스로 의식적 능동적으로 하는 호흡에 집중하는 연습이다. 호흡에 집중되면 감각은 조금 무뎌진다. 감각 인식이 조금 약해지면 감정의 강도도 약해진다. 감정의 출렁임이 줄어든다. 호흡에 집중한 시간들이 어느 정도 진행되면 마음은 이런저런 감정과 잠시 헤어지고 호흡에 집중한 상태에 이른다. 호흡을 통해서 신선한 청기가 몸 안으로 들어오고 에너지를 써야만 유지되는 감정과도 잠시 헤어진다. 앞에서 이야기한 기가 생생하게 생겨나고 신이 모이는 상태이다. 이런 순간에 몸의 에너지는 자연스럽게 회복되는 과정을 거친다.

능동적 호흡을 통해 감각을 조율되고 그로 인해 마음의 내용물이 바뀌어 간다. 깊이 마시고, 깊이 내쉬는 호흡으로 의식은 호흡 하나에만 집중된다. 이 과정으로 천지의 기운을 충분히 마시고 에너지를 충분히 만들어낼 수 있는 몸으로 바뀐다. 에너지가 충만한 몸이 되면 자신의 신(神) 가치관을 다시 돌아볼 수 있는 힘이 생긴다. 이런 수행으로 자신의 감각과 마음을 조절하는 훈련을 하는 것이 바로 '명상과 요가'이다.

자신을 관찰하려면 에너지가 필요하다. 또한 호흡을 관찰했던 방법으로 자신을 관찰할 수 있게 된다. 에너지가 충만하면 자신을 충분히 관찰하고 돌아볼 수 있다. 호흡은 사람에게 마음을 살펴보고, 자신의 신(神)을 돌아보며 자신에게 집중할 수 있는 에너지를 만드는 가장 중요한 도구이다. 호흡을 통해서 사람은 마음의 상태를 바꿀 수 있다. 그러하기에 아주 오래전부터 호흡과 명상을 자신의 몸과 마음을 돌보는 중요한 도구로 수행해왔다.

폐와 대장의 생리작용,
선발(宣發)과 숙강(肅降)

폐가 호흡을 통해서 기를 받아들이고 온몸으로 청기와 기를 공급하는
기능을 『동의보감』에서는 '선발(宣發)과 숙강(肅降)'이라고 부른다. 호흡
을 통해 들어온 기와 청기는 전신에 산포된다. 이와 같은 산포의 역할을
'선발(宣發)'이라고 한다. 들이마신 숨은 복근과의 협력으로 몸 깊은 곳까
지 하강해야 하강한 힘만큼 탁기를 다시 몸 밖으로 내보낸다. 이러한 기능
을 '숙강(肅降)'이라고 한다. 선발과 숙강 작용이 있기에 폐가 호흡을 주도
할 수 있다.

호흡을 통해 들어온 청기와 기는 비주운화(脾主運化) 〈5장〉 참조 과정을
통해 만들어진 영양물질과 결합하여 온몸에 필요한 영양분을 공급한다.
진액은 폐를 통해 공급된 청기를 실은 혈액이 되어 전신에 혈관을 따라 산
포된다. 산소가 탑재되지 않은 진액은 기의 도움으로 몸의 필요한 부분으
로 공급된다. 폐와 비와 심장의 협력으로 이루어지는 생리작용이다. 깊은
호흡이 신장으로 들어갔다가 노폐물과 일정한 수분을 담고 폐로 올라가서
몸 밖으로 나가는 작용도 『동의보감』에서는 폐의 선발·숙강작용이라고도

말한다. 선발·숙강 작용에 기반하여 수분을 조절하는 '폐조통조수도(肺主通調水道)'의 생리작용도 가능해진다.

오장의 기능 중 폐의 기능이 상당히 많다. 이것은 폐가 기를 주관하는 장기이기 때문이다. 대장은 소장이 흡수하고 남은 찌꺼기를 받아들인다. 이 찌꺼기에는 엄청나게 많은 수분이 들어 있다. 소화과정에서 몸 안으로 음식물이 들어오면 그 음식물을 분해하기 위해서 우리 몸은 자신 안의 많은 수분을 위장으로 공급한다. 이렇게 공급된 수분을 몸은 다시 자신의 몸 안으로 회수하기 위한 과정을 치밀하게 수행한다. 이 대다수의 수분을 다시 거둬들이는 장기가 바로 대장이다.

대장은 소장이 보낸 찌꺼기에 있는 정미로운 진액 ^{수분} 의 마지막까지를 흡수하여 폐로 올린다. 이어 마지막까지 걸러서 수분을 아주 최소화한 찌꺼기를 항문으로 보내서 대변으로 내보낸다. 대장은 찌꺼기에서 수분과 더불어 우리 몸에 필요한 많은 미네랄 등을 뽑아내는데 이때 대장 안에 살고 있는 수많은 미생물이 함께 협력한다. 대장 안의 미생물들이 충분히 자신의 역할을 하지 않는다면 사람은 많은 진액을 잃게 되어 수분 부족 상태에 이른다. 또한 몸에 꼭 필요한 비타민과 미네랄을 그냥 몸 밖으로 내보내게 된다. 몸 안에 살고 있는 엄청난 양의 미생물들은 사람과의 공존을 통해서 사람의 생리작용에서 매우 중요한 마무리 역할을 하고 있다. 미생물이 사람의 수분과 미네랄을 조절하는 중심기관이라고도 볼 수 있다. 이러한 대장의 기능 역시 선발과 숙강이라고 부른다.

폐의 선발·숙강 기능이 원활하면, 사람은 피부 끝까지 기(氣)가 산포되어 피부가 자기 역할을 잘한다. 피부에는 몸으로 들어오는 정보를 파악하기 위한 감각세포들[83]이 많이 자리하고 있다. 이 감각세포들의 역할 중 하나를 『동의보감』에서는 위기(衛氣) <small>〈2장〉 참조</small> 라고 부른다. 피부의 가장 최외곽에서는 위기(衛氣)가 전신을 돌며 태양과 조응하며 우리 몸을 지키고 있다.

우리 몸을 지킨다는 뜻에는, 사람이 있는 외부 환경의 변화를 충분히 읽어서 주리(腠理)를 조절한다는 뜻이 들어 있다. 예를 들어 외부에 습도가 높을 때 피부는 몸의 필요한 수분을 대기에서 받아들인다. 하여 사람들은 물을 마시지 않아도 몸 안에 수분이 부족하지 않다. 물론 음식물에서 받아들인 많은 수분도 한몫한다. 대기 중에 습도가 충분하지 않을 때 사람들은 피부로 수분을 받아들이지 못하기 때문에 목이 마르다. 이처럼 폐가 선발·숙강작용을 원활하게 하여 피부 끝까지 기와 진액을 잘 공급하면 피부가 외부 환경의 변화를 잘 읽어서 몸 전체를 조절하게 된다.

조절을 잘하는 피부는 피부의 털까지 윤기가 자르르하다. 하여 폐는 피모(皮毛)로 그 건강성을 드러낸다. 폐가 받아들인 청기와 기가 몸의 최외곽인 털까지 잘 자양하고 있을 때, 몸은 외부와의 조절과 소통이 원활하다. 사람을 둘러싼 외부 환경을 맨 처음 접촉하고 있는 기관이 바로 피부이다. 피부는 매 순간 외부 세계와 가장 최외곽에서 맞닿아 있는 기관이다. 피부와 칠규를 통해서 받아들인 외부환경을 심장과 뇌, 그리고 폐가 함께 협력하여 적절한 정신작용을 만들어낸다.

나를 보호하고 외부의 기운을
받아들이는 피모(皮毛)

피부는 우리 몸에서 가장 넓고 큰 부분을 차지하는 기관이다. 우리들이 잘 인식하지 못하기는 하지만 피부는 1mm도 안 되는 얇은 두께 안에 살아 숨 쉬는 수많은 세포들이 외부의 환경에 조응하며 서로 간에 정보를 주고받는 기관이다. 사람의 피부는 사람과 외부세계의 경계면이다.

외부세계의 정보를 받아들이는 기관이자 나라는 존재를 보호하는 보호막이다. 인체의 내부로 물이 침투하는 것을 막고 체온을 조절해주며, 해로운 박테리아가 인체에 침입하지 못하도록 할 뿐만 아니라 침입한 박테리아를 죽인다. 피부는 외부환경의 온도, 습도를 스스로 인지하여 땀구멍을 조절하여 몸 안의 온도와 습도를 조절하는 기관이다. 또한 통증을 느껴서 생명이 안전한지 위험한지를 알려주는 생명유지의 가장 중요한 기관이다.

피부를 통해 부드러움, 딱딱함, 차가움, 따뜻함, 아픔 등을 느끼는데 이것을 '촉각'이라고 부른다. 피부는 사람에게 다가오는 외부세계를 이처럼 다양한 감각으로 느껴서 뇌로 전달하는 감각기관이다.

폐의 원활한 생리작용으로 진액을 피모까지 잘 공급하면 피부와 피부의 털은 윤기가 나면서, 외부세계와 소통하여 받아들일 것은 받아들이고 몸 안으로 들이지 않을 것들은 막는 역할을 한다. 이런 상태의 피모를 잘 온양되었다고 말한다. 폐가 진액을 피부 끝까지 선발하면 우리몸 최외곽을 돌고 있는 위기가 몸을 잘 지킨다. 이런 피부가 튼튼하다.

튼튼한 피부는 그 모양을 자세히 보면 얇은 금들이 그어져 있는데, 그 금들이 촘촘하게 그어져 있다. 또한 땀구멍이 상황에 맞게 잘 닫혔다가 필요에 따라 잘 열린다. 이때의 피부는 빛이 나면서 부드럽고 탄탄하다. 외부세계를 잘 읽고 외부세계와 사람을 원활하게 소통하는 상태의 피부이다.

피부에 있는 땀구멍을 동양의 오래전 의사들은 '기문(氣門)'이라고 불렀다. "땀구멍은 땀을 배출할 뿐만 아니라, 폐기의 선발과 숙강에 따라 기체를 교환"[84]하는 기관이다. 폐가 호흡을 통해서 가스교환을 하는 것처럼 피부도 역시 피부에 있는 땀구멍들을 통해서 몸 안의 노폐물을 몸 밖으로 내보내고, 몸에 필요한 기운들을 받아들인다. 피부는 자연의 기운을 받아들이면서 동시에 사람과 사람이 만나는 사회적 관계의 상황에서도 그 기운들을 받아들이는 역할을 한다. 관계와 사건이 벌어지면 가장 먼저 민감하게 이 일이 어떤 일인지를 읽는 첫 번째 기관이 바로 피부이다. 피부는 몸이 놓여 있는 자연과 사회 속에 물리적으로 실재하는 기운을 받아들이고, 사람들 사이에 만들어지는 관계로 인한 기운들도 받아들인다. 분위기를 읽는다는 것이 이런 뜻이다. 분위기를 너무 민감하게 읽어도, 그리고 너무 둔감하게 읽어도 마음은 불편해지곤 한다. 적정하게 읽어야 마음이 편안하다.

폐가 피부를 끝까지 온양하지 못하면, 대체로 분위기 파악이 어려워진다. 피부에서 일어나는 감각기관들이 몸이 처한 사건과 상황과 관계를 읽어낼 수 있는 것은 폐가 공급한 기운으로 가능한 일이다. 몸을 둘러싼 배경들이 만들어내는 기운들을 적절하게 읽고 그 기운에 호응할 때 소통하는 존재로서의 자신을 느끼며 마음이 편안해진다.

몸을 중심에 두고 피부에 있는 감각기관들이 받아들인 정보들은 모두 뇌의 각 부분들로 취합된다. 뇌에서는 받아들인 기운들을 이전의 경험과 비교하여 무엇이 새로운지 무엇이 이전과 다른지 그리고 어떤 정보들이 앞으로 그 사람에게 유용할 것인지를 먼저 판단한다. 이후 행위할 것은 행위하도록 하고 저장할 것은 저장한다.

이때 받아들이고 저장하고 행동하고 현재적으로는 필요 없을 것이라고 판단하여 뇌 속 어딘가에 저장여부를 결정하는 것이 그 사람의 '신(神)' 가치관 이다.

사람들은 의식하지 못하지만, 자신이 처한 어떤 환경이든 또 어떤 기운이든 일단은 받아들인다. 신(神)은 이 받아들인 정보들을 의식하지 못하는 빠른 시간 안에 선별한다. 유용하다고 생각되면 자주 꺼내 쓸 수 있는 위치에 저장한다. 유용하지 않다고 생각되면 뇌 안에 깊이 어딘가에 넣어둔다. 이렇게 경험이 축적된다. 자신의 신(神)을 기준으로 의식적인 받아들임이 되거나 무의식적인 받아들임이 된다.

현대의 사람들은 점점 자연 속에 있는 시간보다, 사회적 관계 속에 있을 때가 많다. 사회적 관계가 사람들에게는 중요한 외부세계이다. 사회적 관계 속에 있다는 것은 수많은 사람의 가치관인 신(神)과 매 순간 교류하고 있음을 의미한다. 사람들 사이의 수많은 사회적 관계는 어떤 일정한 흐름과 패턴을 만들게 되는데 그것을 시대이념이라고 부른다.

그러므로 한 사람은 다른 사람들의 신(神)과 교류하며 동시에 자신이 처한 상황이 만들어내는 시대이념 속에서 살아가고 있다. 마치 물고기가 물에서 살아가듯이 사람은 사람들과의 사회적 관계에서 만들어지는 기운과 시대이념 속에서 살아간다. 이러한 것들을 피부를 통해서 소통하고 있다. 피부를 통해서 들어오는 기운들과 몸이 경험하면서 받아들인 기운들에 바탕하여 정신작용을 만들어낸다. 폐의 정신작용인 백(魄)이다. 백(魄)의 정신작용은 폐와 피부의 협력으로 사람 안에서 만들어지는 정신작용이다.

폐의 정신작용 백(魄),
폐의 감정 근심(悲·憂)

🌿

폐는 다섯 가지 정신작용, '백(魄)'을 간직하고 있다. 백(魄)은 금기(金氣)의 에너지 속성을 지니기에 외부세계의 변화를 받아들이는 수렴하는 정신작용을 한다. 외부세계의 기운이 어떠한지 알고 그 기운들을 잘 받아들이는 것은 생명유지의 전제 조건이다. 이 정보들에 바탕하여 사람은 이후 생명유지를 위한 계획들을 수립하고 행위한다.

그러므로 '백(魄)'은 사람의 중요한 생명 활동의 기본베이스를 구성한다. 사람에게는 태어나서 부모님 밑에서 자라면서 형성되는 신(神)이 있다. 자신이 자라난 환경이 그 사람의 신(神)의 중요한 구성성분이다. 부모의 몸을 이어받기 때문에 몸이 있는 생명으로서 가지게 되는 정기(精氣)와 그에 관련된 본능적인 욕구나 충동이 있다. 이렇게 형성된 신(神)을 기준으로 이후 살아가면서 외부세계의 정보를 받아들인다. 받아들인 정보들과 자신 안에 간직된 신의 내용물이 섞이면서 각 상황에서 자신의 욕구와 충동을 조절한다. 이 조절의 기능이 또한 백(魄)이다. 백(魄)은 음기(陰氣)이기 때문에 양의 기운이 자신의 욕망을 충족하기 위해서 기운을 밖으로

낼 때, 외부세계의 변화를 재빠르게 읽어서 밖으로 나가는 기운들을 조율하는 역할을 한다.

백의 정신작용은 간(肝)의 정신작용인 '혼(魂)'이 적절한 타이밍에 맞게 발화되도록 신(神)의 음적 기능을 한다. 무의식적 정신작용, 청각, 촉각, 시각 등의 감각을 받아들이고 이에 따른 반사적 행동을 할 때 양의 기운을 조절하는 역할이다.

폐의 기운인 금기(金氣)는 가을철에 만물이 수렴되고 결실을 맺고 열매를 거두어들이듯 음기(陰氣)가 양기(陽氣)의 분산을 억제하고 내부로 갈무리하는 작용을 한다. 이러한 속성에 근거하여 백(魄)은 외부 자극 또는 환경의 변화를 감지하거나 새로운 정보를 인지하여 내부로 받아들이는 정신활동을 한다. 호흡을 통해서 받아들인 기운들과 피부 등의 감각기관을 통해서 받아들인 외부의 자극이나 정보 등을 사람의 몸 안으로 받아들이면서 동시에 변화를 인지한다.

폐의 생리작용이 원활할 때는 위와 같은 백의 정신작용이 적절하게 일어난다. 하지만 호흡을 통해서 청기와 기를 충분히 몸 안으로 받아들이지 못하고, 진액과 혈액을 몸의 각 부분으로 잘 공급되지 못하게 되면 폐의 정신작용은 근심 ^{우憂·비悲} 이라는 감정으로 가득 채워진다.

폐와 피부는 정보들을 받아들이고 이 정보들을 이전의 경험에 비춰본 후에 뇌에서 판단이 일어난다. 자신의 신(神)에 기반한 판단으로 외부세계가 불편하고 불쾌하게 느껴지면 부정적인 마음이 되어 폐의 정신작용은 비우(悲憂)로 바뀐다. 또 심장은 폐의 왼쪽에 살짝 거쳐서 위치함을 살펴보았었다. 심장의 감정은 기쁨이다. 이 기쁨이 쾌락으로 가면 곧 기를 소모하고 기가 소모되면 몸은 몸을 운용하고 지킬 자신의 총 에너지가 부족함을 인지하고 폐의 감정인 근심이 생겨난다.

외부세계와의 소통 속에서 불편함을 느끼게 되면 면 '비(悲)'가 생겨나고, 자신 안에서 앞으로 벌어질 일을 걱정하면서 근심하면 '우(憂)'가 생겨난다. 근심은 한번 그쪽으로 방향을 잡으면 가만히 있는 것이 아니라 점차 커진다. 커지려면 에너지가 공급되어야 한다. 하지만 몸의 에너지 총량은 정해져 있다. 그러니 근심을 키우며 지내게 되면 그로 인해 장부를 기능시킬 에너지가 부족해지고 폐의 생리작용이 떨어진다. 이어 우리 몸속 장부 기혈의 모든 기능에 기를 공급받지 못하게 되어 몸은 기가 약해지고 이에 따라 형체가 변한다.

앞에서 보았듯이 피부가 메마르고 거칠어진다. 폐의 금기는 양기를 조절하는 역할을 하기에 상황에 따라 적절하게 음기로 쓰임으로써 외부세계를 냉정하게 판단하는 조금은 차가운 객관적인 정신작용이다.

"슬퍼하면 기가 소모되고,… 슬퍼하면 심계가 급해지고 폐엽이 들려서 상초가 소통되지 않아 영기·위기가 산포되지 못한다. 열기가 중초에 있으므로 기가 손상된다."[85] 너무 기뻐해도 기는 소모되고, 너무 근심하여 슬퍼해도 기는 소모된다. 감정은 사람에게서 많은 기가 소모되도록 하는 것이다. 하지만 사람에게는 필연적으로 외부세계와 만날 때 감각이 생겨나고, 생겨난 감각을 신(神)이 해석하는 과정에서 감정을 담은 마음이 생겨난다.

마음은 매 순간 변화하는 세계에 조응하여 변하는 것이 본모습이다. 이 변화의 흐름을 읽는 원천이 바로 백(魄)이다. 폐와 피부가 받아들인 정보와 기운들이 나와 섞여서, 새로운 경험들을 하고 그 경험에 바탕하여 사람의 새로운 신(神)이 지속적으로 구성되고 있다. 생생한 생명의 정신작용이다. 이렇게 매 순간 변화하고 그 변화를 바탕으로 받아들인 기운을 다르게 해석하는 생명이 사람이다.

1. 근심을 받아들임으로 바꿔주는 동의보감 요가 자세

앞에서 호흡을 살펴보았다. 폐·대장을 돌보는 몸의 움직임 중 중요한 것이 호흡이다. 호흡은 몸의 움직임을 바탕으로 조율되는 생리작용이다. 의식하지는 못하지만 사람은 자신이 놓인 상황에 따라 호흡이 달라진다. 또한 자신에게서 생겨나는 감정도 자신의 호흡을 바꾼다. 사람에게서 일어나는 정신작용은 매번 자신의 호흡방식을 바꾼다. 그러하기에 『동의보감』에서는 자신의 감정과 호흡을 조절하는 좋은 방법으로 걷기를 권한다. 『동의보감』 자주 나오는 말 중에 "뜰을 거닐고~"라는 말이 있다. 이것은 '걷기'를 자주 많이 하라는 뜻이다.

사람이 걸음을 걸으면, 횡격막이 아래 위로 움직인다. 횡격막이 움직인다는 것은 폐를 진동시켜서 폐를 마사지하는 일이다. 걷기를 통해 움직이는 횡격막이 폐와 몸 안의 장기를 흔들어서 마사지를 시켜준다. 횡격막을 운동하는 것이 바로 호흡조절이다. 때문에 걷기는 매우 좋은 호흡이다.

앉아서 호흡하는 것이 조금 어렵다면 '걷기'를 해보는 것을 매우 추천한다. 평지를 걸을 때와 오르막을 오를 때 그리고 내리막을 걸어갈 때의 호흡이 다르다.[86] 평지·오르막·내리막을 걸을 때의 몸 움직임은 달라진다. 걸을 때 호흡은 몸을 어떻게 쓰느냐에 따라 매번 다르게 일어난다. 평지·오르막·내리막 걷기로 몸 움직임이 달라지고, 횡경막의 움직임 또한 매번 다르게 일어난다. 이처럼 각기 다른 호흡이 일어나는 자신의 몸을 관찰하면서 걷기를 하게 되면, '걷기가 바로 명상'이 된다.

다음으로 낭송이다. 책을 소리 내어 읽게 되면 책을 읽는 소리를 스스로 내고 그 소리들이 자신의 몸을 진동시킨다. 처음 낭송을 해보면 자신의 호흡이 좀 짧고 숨이 금세 차다는 생각이 들 수 있다. 낭송하는 소리를 내는 동안 몸은 호흡을 조절한다. 몸은 소리를 길게 꾸준히 내기 위해 호흡을 조절한다. 때문에 소리를 내어서 꾸준히 낭송을 하다 보면 어느 순간 호흡이 길어진 자신을 만나게 된다. 낭송을 하는 동안 의식적인 호흡을 하고 있음이다.

마지막으로 특정한 동작을 연습하는 것이다. 요가의 동작은 익숙하지 않은 동작이기에 집중해야만 하고, 익숙해진 후에는 동작을 수행할 때의 근육 움직임을 관찰해야 하기 때문에 또한 집중이 일어난다. 동작을 수행하면서 동시에 깊은 들숨과 날숨을 진행한다면 동작명상으로 이어진다. 호흡을 조절하는 아주 좋은 방법이다.

1) 폐와 대장을 돌보는 동의보감 요가 자세

〈2장〉에 써놓은 이원행공을 시행한다. 이원행공을 하면서 아래 〈그림 24, 25〉를 머릿속에 떠올리면서 동작한다. 가능하면 호흡을 길게 마시고 내쉬면서 동작을 천천히 시행한다.

◆ 앉아서 옆으로 기울이기 자세

① 앉아서 왼쪽 다리를 옆으로 편다. 오른쪽 다리는 접어서 뒤꿈치를 회음에 붙인다.
② 오른쪽 팔을 들어서 가능한 한 귀에 붙이려고 노력한다.
③ 숨을 마시고 내쉬면서 몸과 팔을 오른쪽 무릎을 향하여 옆으로 내린다.
④ 이 상태를 유지하면서 호흡을 한다. 팔을 좌악 뻗어서 팔꿈치가 굽어지지 않도록 한다. 숨을 마시고 내쉴 때마다 가슴을 편다. 호흡을 3~4회 지속한 후 올라온다.
⑤ 올라온 후 오른쪽 다리를 접어서 책상다리로 앉아서 호흡을 3~4회 한다.
⑥ 같은 방법으로 반대쪽을 시행한다.
⑦ 동작 후 딥롤러로 팔과 허벅지 옆을 굴린다.

〈앉아서 옆으로 기울이기〉 동작 예시

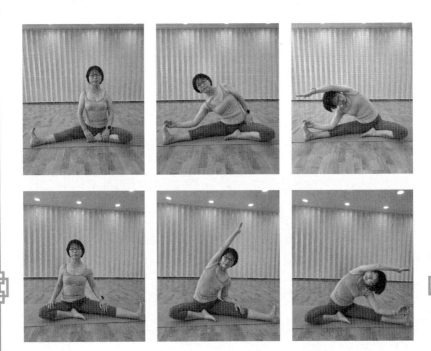

◆ 나무 자세

① 서서 두 다리를 모은다. 상체는 힘을 빼고 단전부위로 에너지가 모인다는 생각을 하며 종아리와 허벅지까지 붙인다.

② 왼쪽 다리를 들어서 오른쪽 허벅지의 안쪽에 발바닥을 붙인다. 이때 왼발의 뒤꿈치는 회음에 붙이고 발바닥은 오른쪽 허벅지의 약간 앞쪽으로 붙인다.

③ 두 팔을 머리위로 뻗어서 두 손을 마주잡고 검지만 펴고 나머지 손가락들은 깍지를 낀다.

④ 이 상태를 유지하면서 호흡을 가능한 만큼 많이 한다. 호흡을 하면서 몸이 균형을 잡기 위해서 흔들리는 것이 느껴질 것이다. 호흡이 안정되면 그 흔들림도 작아진다. 호흡과 몸의 움직임을 관찰하면서 계속 호흡한다.

⑤ 반대쪽도 시행한다.

〈나무 자세〉 동작 예시

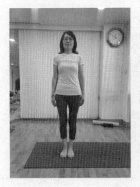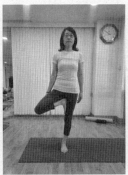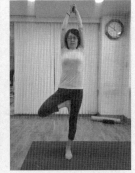

간단한 수태음폐경 탐구

수태음폐경은 중부혈에서 시작되어 팔을 따라 내려가서 엄지손가락의 소상혈에서 끝이 난다. 가슴 근육이 안으로 수축되어 폐기능이 떨어질 때, 이원행공을 해준 후에 팔운동을 해주면 폐경락의 순환이 좋아진다.

폐경의 어제혈은 소화가 안 될 때 눌러주면 소화에 긍정적인 영향을 줄 수 있다. 수태음폐경이 흐르는 어깨가 안으로 말려들어오면 폐경락은 원활하게 흐를 수가 없다. 그러니 항상 가슴을 펴서 폐경락이 원활히 흐르도록 해야 한다.

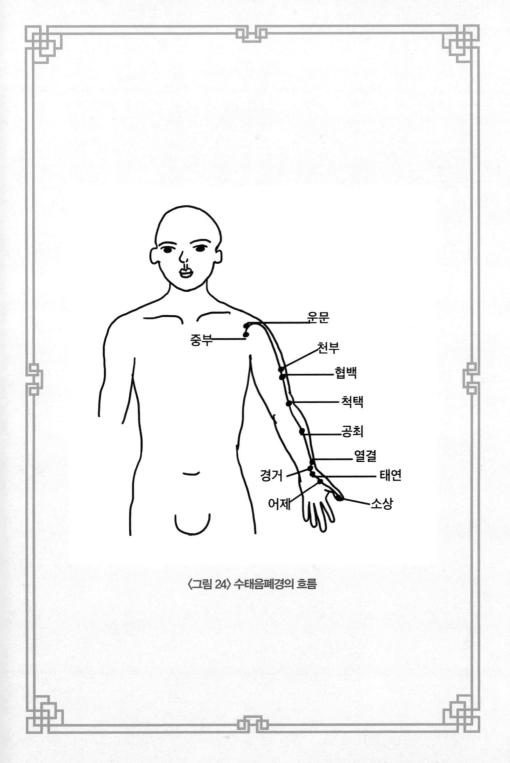

<그림 24> 수태음폐경의 흐름

간단한 수양명대장경 탐구

수양명대장경은 둘째 손가락 상양혈에서 팔을 타고 올라가서 코망울 옆의 영향혈에서 끝이 난다. 폐경락의 어제혈이 소화를 도와주듯이, 대장경락의 합곡혈도 소화가 안 될 때 눌러주면 소화를 도와주는 좋은 혈자리이다.

대장경락은 코와 통하기 때문에 비염이 있을 때, 대장경락 부위를 움직여주거나 따뜻하게 해주면 비염이 조금 완화된다. 또한 무의식적 호흡을 할 때 호흡의 어려움이 느껴진다면, 손가락으로 영향혈을 문지르거나 지압해준 후 호흡을 하면 코로 숨이 편하게 들어가는 것을 느낄 수 있다.

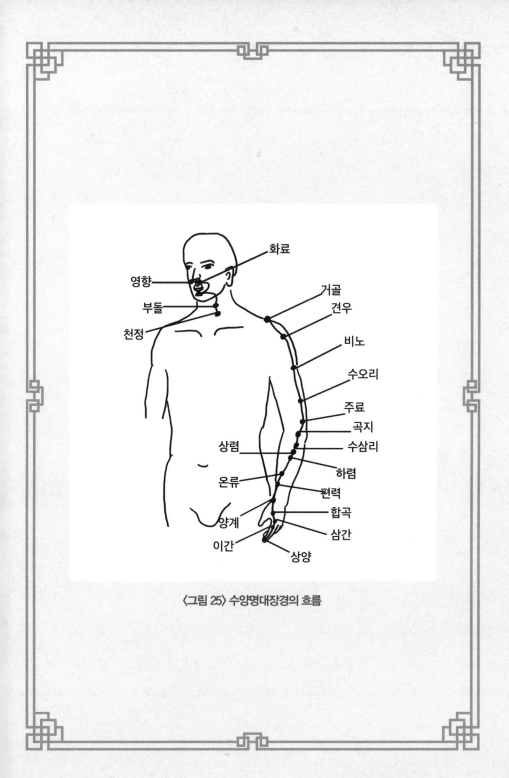

〈그림 25〉 수양명대장경의 흐름

7장

동의보감 요가의 마무리

생명에너지를 저장하고
지혜를 만들어라

생명의 본질을 응축하는
수(水)에너지

지구는 가을을 지나 겨울로 접어들었다. 북반구에 내리쬐는 태양의 양은 현저히 줄어들기 시작한다. 지구는 이제 음(陰)기운이 가득 찬 겨울이다. 가을 동안 각 생명은 자신들의 경계를 또렷이 하며 자신들의 생명 엑기스를 숙성시킨다. 이렇게 만들어진 생명의 정수인 '정(精)'을 저장한다.

지구 나이 40억 년 전 어느 날 우연히, 지구 최초의 생명은 물에서 출현했다. 그리고 앞에서 살펴보았듯이 이 최초의 생명은 하나의 세포로 세포액이라는 수분에 살짝 테두리를 친 형태로 시작되었다. 이처럼 생명은 수분을 가장 기본으로 한다. 이 수분, 즉 물을 동양에서는 '수(水)' 또는 '정(精)'이라 불렀다. 생명의 본질적 정보를 담고 있는 물이라는 뜻의 정(精)이다.

최초의 생명은 정(精) 안에 자신의 생명 정보를 담고 있었고, 이 세포 하나가 수조개로 분화되었다가 다시 부분 부분으로 조직되면서 몸을 만들어갔다. 이후 지구 위의 모든 생명들은 자신 안에 자신의 모든 생명 정보를 응축한 정(精)을 매해 또 매일 음의 시간 동안 응축하고 숙성시켰다. 자신의 생명을 이어가는 방식을 이렇게 만들어갔다. 모든 생명은 음의 시간 동안 겨울동안, 생명의 본질을 안으로 응축하여 그 정보를 담고 있는 정을 더욱 밀도 있고 맑게 만든다. 이 과정을 통해서 다음해에 새 생명을 튼튼하고 건강하게 싹틔울 준비를 한다.

음의 시기에 생명의 본질을 잘 숙성시켜 저장한 생명은 그 다음해에 예상치 못한 기후 변화 속에서도 적절하게 대응하며 균형 잡힌 생명으로 새 생명의 싹을 틔운다. 하지만 음의 시기에 자신의 생명 본질을 잘 저장하지 못한 생명은 다음 해 기후변화가 심하게 일어나면 그 변화에 조응하지 못해 생명을 이어가지 못한다. 생명력 있는 몸이 되지 못하여 새로운 태양빛인 양기를 받아들이지 못한다. 저장된 음의 정수인 정(精)만큼 그 다음 해 새로운 태양빛의 양기와 균형을 맞추는 것이 생명이 유지되는 방식이다.

음의 시기에 정이 잘 저장되면, 정이 살을 윤택하게 하고 뼈를 강하게 만든다. 이런 몸이 되면 자신의 필요에 따라 몸을 민첩하게 움직일 수 있다. 또 상황에 따라 움직임의 조율이 필요하면 그에 따라 조용히 있을 수도 있다. 더불어 잘 저장된 정은 오장의 정을 충만하게 하여 오장육부가 음식을 소화시켜 새로운 진액과 혈액을 만들 때 에너지를 충분히 공급한다.

앞에서 살펴본 것처럼 심장은 화(火)의 장부로 혈액을 순환시키기 위해서 박동 친다. 때문에 혈액인 수(水)의 양이 부족하거나 혈액의 밀도가 옅으면 화의 장기인 심장은 수(水)의 적절한 균형을 받지 못하게 된다. 사람의 몸은 수화(水火)가 균형을 이룬 상태로 순환하지 않으면 몸의 각 부분들이 적절한 자기 기능을 하지 못한다. 정을 바탕으로 기와 결합하여 만들어지는 혈액은 온몸을 원활하게 순환하도록 균형을 맞춰주는 근본 에너지이다.

자신의 생명과 몸을 잘 보존하면서 일상을 살아가고 싶다면, 가장 먼저

해야 할 것이 음의 시기에 정을 잘 저장하는 일이다. 잘 저장된 정이 있어야 앞으로 찾아올 늙고 병든 시기에 자신의 삶을 잘 돌보며 살아갈 수 있다.

양(陽)의 기운에 가득한 시기 동안 모든 생명들은 자신 안에 저장된 정에 기반하여 자신들의 생명력을 마음껏 펼친다. 그 펼쳐지는 생명력의 활동으로 다른 생명들과 다양한 관계를 맺으며 교류한다. 양의 시간 동안 자신과 세계, 그리고 많은 관계들을 자신 안으로 들여서 새로운 자신이 될 준비를 한다. 이러한 양의 시간들이 지나고 나면 필연적으로 음이 시기가 도래한다. 지구 위에 사는 생명들은 이 필연성을 마음 깊이 알고 있다. 자연스럽게 말이다. 음양의 기운이 변화하는 미세한 기미를 읽을 수 있는 능력은 잘 저장된 정에서부터 나온다. 자신을 둘러싼 세계가 모두 기운의 변화 속에서 그 구체적인 모습을 드러낸다는 자연의 법칙을 온전히 아는 것은 바로 저장된 정을 통해서이다.

사람은 1년 동안에도 그리고 하루에도 음의 시간을 맞이한다. 1년 중 음의 시간은 겨울이고, 하루 중 음의 시간은 저녁 9시 반부터 새벽 3시 반까지이다. 음의 시간에 음에너지를 잘 응축하고 응축의 시간 동안 정의 밀도를 높이고 맑게 하는 자신의 일상을 살아야 그다음 날의 새로운 태양빛에 조응하는 생명으로 생생한 하루를 시작할 수 있다. 보통 사람들은 양의 시간을 어떻게 잘 보낼까만을 고심한다. 하지만 양의 시간을 잘 보내기 위해서는 음의 시간을 어떻게 보냈느냐가 우선이다. 본질적으로는 음의 시간에 정이 잘 저장되는 고요한 시간과 충분한 잠을 잤느냐가 양의 시간을 결정하기 때문이다. 양으로 펼치려는 몸도 마음도 음의 정이 충만하냐가 우선이다.

우리 몸 안에서 충만한 일상을 결정하는 정을 저장하고 오장육부로 배분하는 기관이 '신장과 방광'이다. 신장은 정을 저장하여, 사람이 생명으로써 살아갈 길을 사유하게 하고 그에 따라 몸을 잘 쓸 수 있는 존재로 만드는 기관이다. 또한 신장의 정이 기화되어 나타나는 정신작용을 지혜 지(知) 또는 지(志) 라고 부른다. 지혜라는 말 속에는, 자신들 둘러싼 환경과 세계를 읽어내어 변화하는 흐름에 따라 자신의 일상을 능동적으로 구성한다는 뜻이 포함된다.

자기 자신과의 소통력 그리고 자신을 둘러싼 외부세계와의 소통력은 자신 안에 간직된 정으로 발휘되는 자신의 능력이며, 이것이 또한 지혜이다. 지혜로운 사람은 외부 환경과 원활하게 소통하고 그 소통의 과정에서 생생한 생명력을 발휘하는 존재이다. 매일 일상을 스스로 관찰하는 사람은 음에너지의 응축과 그에 따른 양에너지의 펼쳐짐을 구체적인 자신의 일상으로 살아 갈 수 있다.

모든 생명의 시작이자 근본은 바로 정(精), 또한 수(水)이다. 선천의 정에 담긴 생명의 본질로 각 개인들의 구체적인 삶이 펼쳐져서 살아가고, 하루하루 살아낸 일상의 구체적인 삶은 다시 자신 안의 생명의 본질로 수렴된다. 수렴되었다가 펼쳐지고 펼쳐지면서 받아들인 외부세계가 다시 나와 섞여 또 다른 내가 되는 것이 사람의 일상이다.

자신을 돌보는 근본 에너지 정(精),
정(精)을 품은 신장(腎臟)

　신장(腎臟)은 몸의 가장 깊은 곳에 위치해 있다. 몸 안에 있는 위와 간 그리고 창자들을 다 꺼내고 나면 가장 몸의 안쪽, 등쪽에 신장은 위치한다. 위치로 보아서 추측되겠지만, 신장은 우리 몸의 생리작용 중 가장 마지막을 마무리하는 기관이다. 우리 몸의 수분을 조절하는 가장 중요한 일을 신장이 한다. 사람이 산다는 것은 에너지를 쓰는 과정인데, 에너지를 쓰면 필연적으로 노폐물이 생산된다.

　이 노폐물이 수소원자와 이산화탄소이다. 또 수소원자와 에너지를 생산하고 남은 산소원자가 결합한 노폐물인 물이다. 신장은 이러한 노폐물을 최종적으로 걸러서 몸에 필요한 것을 마지막까지 재흡수하고 재활용이 필요 없는 것을 몸 밖으로 내보내는 역할을 한다. 이런 신장의 역할로 우리 몸은 열과 수분을 조절하는 '항상성'을 유지할 수 있다. 신장은 2개가 있는데, 오른쪽 신장이 간 아래에 있기 때문에 왼쪽 신장보다 조금 아래쪽으로 내려앉아 위치한다.

신장은 두 개가 있는데, 그 형상은 붉은팥이 서로 나란히 마주 대하고 있는 것 같고, 꼬부장하게 등의 힘줄에 붙어 있다. 그리고 겉은 기름덩이로 덮여 있는데, 속은 희고 겉은 검으며, 정(精)을 저장하는 작용을 한다.

(p417, 허준 지음, 『동의보감』, 법인문화사)

신장은 허리뼈에 붙은 모양으로 좌우 각각 하나씩 있다. 〈그림 26, 27〉 참조 신장이 허리뼈에 붙어 있기 때문에 신장의 생리기능에 문제가 생기면 가장 먼저 허리가 아프다. '신장은 정을 저장하는 기관'이라는 말속에는 아주 복잡하고 긴 생리작용이 담겨 있다.

신장은 몸을 구성하는 각 세포액의 구성을 일정하게 유지시키는 기능을 한다. 이런 기능을 신장의 정이 잘 저장되어야 오장의 정도 잘 저장된다고 『동의보감』에서는 표현한다. 세포액과 세포외액, 그리고 세포가 자기 역할을 하도록 하는 연락 수신호를 하는 호르몬과 효소는 모두 세포액의 상태 즉, 정(精)을 가장 중요한 조건으로 기능한다. 우리 몸이 수분이 70%로 되어 있다는 의미는 우리 몸의 모든 세포가 정을 담고 그 정의 밀도와 맑음에 기반하여 자기 역할을 하고 있다는 뜻이다.

세포액이 자기 기능을 원활하게 할 수 있는 기본적인 조건 중 하나는 세포액의 수소이온(H^+)농도를 일정하게 유지하는 것이다. 사람의 몸은 어떤 면에서는 화학공장이다. 이온의 활동으로 우리 몸은 기능하기에, 몸의 움직임 기전을 이해하는 것은 그리 쉬운 일은 아니다. 그래도 정(精)의 맑고 밀도 있는 상태라는 것을 이해하기 위해서는 수소이온농도에 대해서는 살짝 감이 있어야 한다.

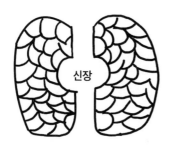

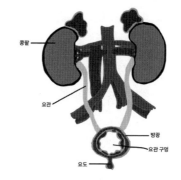

〈그림 26〉 동의보감에서의 신장   〈그림 27〉 신장의 구조

　우리 몸의 각 세포액의 수소이온농도를 PH지수 _{체액의 수소이온 농도} 라고 말
한다. PH7.5 정도 _{중성} 가 세포액이 자기 역할을 원활하게 수행할 수 있는
수소이온농도이다. 때문에 몸의 모든 물(水)들, 즉 정(精)은 PH 7을 약간
상회하는 정도의 상태가 유지되어야 몸의 생리작용에 문제가 생기지 않는
다. 이 PH지수가 7보다 높으면 _{염기성이라고 부른다.} 수소이온농도가 높은 것으
로 암모니아 상태나 표백제 상태가 된다. PH지수가 7보다 낮으면 _{산성이라고}
_{부른다.} 우유, 커피, 식초, 레몬 등의 산도를 갖게 된다. 암모니아만큼은 아
니더라도 산도가 PH7.5보다 조금만 높아도 사람의 몸은 정상기능을 할 수
없다. 또 산도가 PH7.5보다 조금만 낮은 상태의 정으로 세포액이나 기관
들이 구성되면 몸은 정상적으로 기능하기 어렵다. 때문에 신장은 우리 몸
의 PH농도를 매우 미세하게 조정하는 기능을 한다. 각 세포의 PH조절은
사람의 생명과 직결된다.
　앞의 비장의 미토콘드리아에서 살펴보았듯이, 포도당과 산소가 미토콘
드리아 안으로 들어가서 에너지인 ATP를 생산하고 난 노폐물인 수소이
온(H^+)과 물(H_2O)과 이산화탄소(CO_2)를 몸 밖으로 내보낸다. 이 과정에

서 신장이 수소이온과 물(H_2O)과 이산화탄소(CO_2)를 몸의 요구에 따라 내보낼 양을 결정하고 조절한다. 이때 이산화탄소는 폐로 가서 코를 통해 몸 밖으로 나간다. 수소이온(H^+)과 물(H_2O)는 신장으로 가서 몸에 필요량에 따라 재흡수된 후 나머지는 방광으로 가서 몸 밖으로 나간다.

신장으로 간 노폐물인 물과 수소이온을 재흡수하거나 내보내서 몸의 세포액의 수소 농도 PH지수 를 맞추는 기능을 신장이 한다. 신장이 바로 우리 몸의 모든 세포들이 기능할 수 있는 환경인 수소이온농도를 재흡수하거나 내보내는 생리작용을 하여 세포액들의 상태를 조절하고 유지시킨다. 신장이 정을 저장하고 있다는 이야기는 바로 이러한 뜻을 담고 있다. 또한 여기에 세포액의 나트륨 농도와 칼륨 농도도 신장이 재흡수나 배출을 통해서 조절한다. 이처럼 세포액의 건강한 상태를 결정하는 것이 바로 신장의 생리작용이다.

세포는 모두 단 한순간도 쉬지 않고 에너지 생산을 하고 있다. 세포가 에너지 생산을 못하면 우리는 시름시름 병들어간다. 때문에 만들어지는 노폐물인 물의 양도 어마어마하다. 이 물이 다 신장으로 가서 다시 진액이 되어 몸으로 재흡수된다. 신장에서 흡수한 물로 혈액은 그 농도를 보정받는다. 신장이 물을 재흡수하지 못하면 세포 안과 밖의 나트륨 농도를 조절하지 못하며 동시에 혈액은 밀도가 너무 높아져서 고혈압이 된다. 신장의 물 재흡수 기능으로 혈액의 농도가 조절되며 그로 인해 우리 몸은 항상성을 유지한다. 신장의 역할로 세포액의 중성상태 PH7.5 정도의 약 알칼리성 가 유지되며, 신장이 재흡수한 정으로 세포액과 혈액에서 활동하는 이온의 균형상태가 유지된다. 이와 같은 신장의 생리작용을 신장이 정을 담고 있으며 정을 조절하며 정을 배분하는 수액대사의 중심장기라고 부른다.

신장이 최종적으로 걸러내어 재흡수하는 정은 우리 몸이 에너지를 생산하고 남은 노폐물에서 다시 몸에 필요 요구량에 따라 재흡수한 정이다. 그렇기 때문에 이 정에는 생명이 펼쳐지고 난 후의 최종적인 정보가 담겨 있다. 세포가 에너지를 만들고, 그 에너지를 사용하고 난 후의 모든 정보가 담긴 정이 신장으로 가서 재흡수되고 있다. 그러니 신장의 정에는 매일 매 시간의 생명이 활동하고 난 생명정보가 담겨 있다.

　걸러지고 난 최종 산물이 소변이니, 소변에는 각자의 세포활동의 결과물이 들어 있다. 하여 오래전 동양에서는 사람을 치료할 때 그 사람의 소변의 상태를 관찰하는 것으로부터 사람을 돌보아 왔다. 이처럼 신장의 정이 생명의 본질을 담고 다시 오장의 정을 충만하게 하고 있다.

　신장이 조절하는 수액대사로 몸은 정을 공급받아 자신을 스스로 돌보는 원천의 에너지를 얻는다. 어른도 매일매일 자란다. 사람이 매일 자라면서 변화할 수 있는 원동력은 바로 정(精)에서 나온다. 신장에 저장된 정이 사람을 매 순간 생장하고 발육시키며 자신의 후대를 낳아 진화를 이어간다. 이러한 신장의 생리작용을 '신주폐장(腎主閉藏)'이라고 부르며 '신장수(腎藏水)'라고도 부른다.

　신장이 간직한 정은 사람이 타고날 때 가지고 나온 선천의 정에 기반한다. 여기에 매일 새롭고 먹고 관계 맺어서 새로 만들어진 정이 기존의 정과 섞여 만들어진 이전과 비슷하면서도 조금 달라진 정이다. 신장의 정은 매 순간 몸과 마음의 활동으로 새롭게 만들어진 정과 섞인다. 정 속에 담긴 각 개인의 생명에너지는 이후 일상을 살면서 소비된다. 무엇을 보거나 듣거나 몸을 움직일 때, 책을 볼 때 영화나 드라마를 볼 때, 사람을 만나서 이야기하고 관계 맺을 때, 일상에 닥쳐온 사건을 겪을 때 등등 매 순간 신장이 간직한 정을 오장육부와 몸의 각 부분이 에너지로 기화시켜서 쓴다.

　이렇게 몸의 모든 활동의 기본을 만드는 정은 잘 저장되어 있어야 언제든 양기의 쓰임을 뒷받침할 수 있다. 때문에 음에너지인 정이 잘 저장되지 못하면 몸을 쓰고 활동을 하고 관계를 맺을 때 문득문득 불편하고 불안한 마음이 든다. 불안하면 자연히 생각이 많아진다. 불안은 생각을 부르고, 이어지는 생각은 더욱 몸에 저장된 정을 소모시킨다. 그러니 정을 잘 저장하는 일이 사람에게 얼마나 중요한 일인지를 『동의보감』에서는 첫 부분인 「신형편」에서부터 그 중요성을 강조해 놓았다.

신장이 2개인 이유
- 수액대사와 명문(命門)

『동의보감』에서는 신장이 2개인 이유를 매우 중요하게 보고 있다. 왼쪽의 신장과 오른쪽의 신장은 각기 부여받은 역할이 다르다고 설명한다.『동의보감』에서는 왼쪽에 위치한 신장은 앞에서 설명한 정(精)의 상태를 일정하게 저장하여 순환시키는 수액대사의 중심장기로 본다.

서양의학과의 가장 큰 차이는 우측 신장을 '명문(命門)'이라고 부르고, 그 역할이 신장이 수액대사만의 역할을 하는 것이 아니라고 보는 점이다. 신장에 잘 저장된 음에너지인 정(精)은 곧 양기로 기화되어 생명유지를 위한 오장의 생리작용이 원활하게 이루어지도록 기를 공급한다. 또한 사람은 항상 무언가를 하고자 하는 의욕이 있는데, 이 의욕의 원천이 오른쪽 신장의 정이 기화되면서 발화되는 것이라고 말한다.

의욕이 생겨나고 생겨난 의욕을 자신의 현실에서 구체적인 모습으로 구현하려는 마음이 오른쪽 신장에서 생겨난다고 말한다. 의욕과 자신의 욕망을 실현하려면 몸을 움직여야 한다. 신장에 간직된 정을 몸과 정신이 써서 자신이 의욕한 상태로 나아가는 것이 사람이다.

"두 신(腎)이 모두 신은 아니다. 좌측에 있는 것이고 우측에 있는 것은 명문(命門)이다"라고 하였다.

(p169, 배병철 편찬, 『기초한의학』, 성보사)

『동의보감』에서 왼쪽의 신장과 오른쪽의 명문(命門)에 간직된 정을 바탕으로 사람의 정신작용이 일어난다고 말한다. 동의보감의 세계관, 즉 동양의 세계관에서 몸과 마음의 분리는 없다. 몸을 구성하는 정이 사람의 정신작용을 일으키는 원천이다. 때문에 정이 부족해지면 사람의 정신작용에서 나오는 판단력과 감정이 달라진다. 정신활동과 감정을 몸이 먼저 결정한다는 뜻이다.

『동의보감』 첫 장인 「신형편」에는 사람이 정을 잘 간직하기 위해서는 자신의 욕망을 조절해야 한다는 이야기가 나온다. 욕망을 조절하지 않으면 욕망을 자신의 삶에 실현시키려 노력하다가 정을 많이 소비하여 몸의 생리작용을 할 정(精)도 남지 않게 되기 때문이다. 오른쪽 신장인 명문에서 하고자 하는 바가 일어나는 것은 사람의 당연한 마음이다. 하지만 의욕이 욕망이 되고, 욕망이 실현되면 또다시 더 높은 욕망이 생겨나곤 한다. 이 욕망을 따라가다 보면 어느새 몸은 정을 다 소진하고 병든 상태가 되어 있기 마련이다. 때문에 『동의보감 신형편』에서는 자신의 욕망이 무엇인지 알고, 그 욕망을 조절하는 것이 몸을 보살피는 첫 번째 일이라고 누누이 말한다.

왼쪽 신장은 몸의 수액대사를 조절하는 중심장기이다. 그리고 오른쪽 신장은 생명의 문으로 몸이 담고 있는 '정(精)'이 '신(神)'이라는 정신작용으로 바뀌는 '문(門)'이다. 하고자 하는 바와 정신작용의 총합인 신(神)이 바로 오른쪽 신장의 정에 기반하여 생겨난다는 것이 『동의보감』의 이야기이다. 오른쪽 신장의 기운의 기화는 왼쪽 신장의 정의 밀도가 결정하며 균형을 잡아준다. 항상 양기는 음기에 의존한다. 그렇기 때문에 신기(腎氣)는 신정(腎精)에 기반하여 자신의 움직임을 조절받는다.

몸과 정신의 공통 작용과 조율이 삶이다. 문제는 몸이 너무도 잘 조용히 존재감 없이 자기 역할을 하고 있기 때문에 스스로 자신들을 정신의 존재라고 생각하는 데서 발생한다. 이렇게 생각하면 화(火)기운만을 의식하고 살면서 정(精)을 소비하는 일상이 펼쳐진다. 자신의 정신작용이 자신이 뜻한 바대로 이루어지지 않으면 마음은 자꾸 '몸이 스스로를 배신한다'고 생각한다. 몸이 정신을 자꾸 배신하면 사람은 정신을 정신으로만 바꾸려는 긴 싸움에 들어선다. 이때 중요한 것은 자신 안에 저장된 정, 즉 신음(神陰)이 자신의 정신작용을 만든다는 사실을 기억해야 한다.

정신과 생각을 바꾸려면 많은 에너지가 필요하다. 정을 저장한 몸을 우선 돌보아 질 좋은 정을 저장하게 되면 정신의 조절이 더 쉬워진다. 하여 정신과 생각만으로 마음을 바꾸려 할 일이 아니라 몸이 간직한 정 즉 신음(神陰)을 잘 저장하는 몸의 움직임과 일상으로의 전환을 먼저 생각해보아야 한다. 정신작용이라는 신(神)은 정(精)에 의존하여 생겨나기 때문이다.

잘 저장된 신음인 정은 이에 기반한 정신활동과 감정을 조절할 뿐만 아니라 결정하기까지 한다. 정신과 생각을 지속적으로 많이 하게 되면 오장의 정이 계속 기화되면서 소비된다. 정신을 정신으로 바꾸려는 사람의 마음은 정을 소비하는 자신을 보지 못하고 정을 소비하는 일상을 반복하고 있는 셈이다. 마음은 생각만으로는 바뀌어 지지 않는다. 정신작용과 감정의 기반인 정의 상태가 바뀌어야 정신도 바뀐다.

하고자 하는 바를 이루려 할 때, 몸은 자기 안의 에너지가 어느 정도인지 스스로 계산에 들어간다. 이러한 예측에 기반하여 스스로 욕망에 어느 정도의 에너지를 쓸 수 있는지 예측한다. 예측과 계획이 서고 나면 욕망을 실현하기 위해서 자신의 에너지 총량을 올리던지, 아니면 욕망의 크기를 좀 줄이든지의 무의적인 자연스러운 선택을 한다. 이것이 바로 신음이 신기를 조절하는 과정이다.

문제는 음에너지를 저장하고 농축하는 시간에 음에너지를 잘 저장시키고 맑게 만드는 일을 하지 않는 시간들이 쌓이고 있을 때이다. 음에너지를 저장할 시간에 양에너지를 쓰고 있다면 신음은 잘 저장되면서 밀도를 높이고 맑은 기운으로 가득 찰 시간을 잃어버리게 된다. 현대인이 밤을 잃어버리면서 '신음의 저장'이라는 개념도 사라졌다. 그리하여 저장된 신음을 박박 긁어서 양기운을 낮에도 밤에도 쓴다.

생명의 본질은 펼쳐지고 외부 사물과 섞여서 다른 정보를 받아들여 다시 자신 안으로 응축되는 과정이다. 양기가 펼쳐진다는 것은 사람이 말과 행위를 해서 자신을 세계 속에 드러냄이다. 헌데 저장된 신음이 부족하면 그 사람의 기운을 세계 속으로 펼치려 할 때 원활하게 밖으로 기운이 드러나지 못한다. 그렇게 외부상황과 외부사물의 변화의 흐름에 박자를 맞추지 못하는 상태에 이른다. 그리고 이런 상황에서 사람은 불안해진다.

명문은 충분한 신음에 근거하여 자신의 삶의 본질을 사유하도록 하는 정신작용을 만들어내는 생명의 문이다. 신음이 잘 저장되지 못하면 자신이 어떤 생명으로 이 세계를 살아야 하는지 전혀 짐작도 하지 못하는 사람으로 살아간다. 그리하여 에너지를 소비하고, 외부세계에 반응만을 하거나 외부사물을 쫓아다니는 삶을 사는 자신을 마주한다. 때문에 신장의 정이 맑게 저장되어야 신장의 정신작용이 원활하게 일어난다. 바로 지혜가 자신의 삶을 조절한다. 지혜가 없는 사람은 불안과 공포를 수시로 만날 수밖에 없다.

지혜가 없다면,
불안과 두려움 속에서 살 수밖에

앞에서 이야기한 것처럼 사람은 물에서 탄생하고 물은 몸 안에 잘 간직되어 오장의 생리작용의 원천이 된다. 몸은 70% 이상의 수분으로 생리작용을 하는데 특히나 그 수분 중 가장 많은 양을 사용하는 것은 기관이 뇌다. 뇌가 자기 역할을 원활하게 하기 위해서는 많은 질 좋은 물이 필요하다.

그 물이 혈액과 골수다. 정신작용과 감정에 그만큼 많은 에너지가 필요하다. 뇌가 받아들인 정보를 취합하여 느끼고 이전의 정보를 떠올리고 앞으로의 일을 예측하는 데도 많은 혈액이 필요하다. 혈액으로 에너지를 공급받아 이러한 많은 정신활동을 하고 나면 노폐물도 역시 많이 생산된다. 이 노폐물은 뇌척수액 _{골수} 으로 씻겨서 신장으로 내려간다. 특히 뇌가 가장 적은 활동을 하는 잠자는 시간에 뇌척수액은 뇌의 구부러진 골들을 세심하게 씻어 내린다.

정을 가장 많이 쓰는 곳인 뇌는 신장과 심장의 에너지 공급과 노폐물의 받아냄으로써 정신작용과 감정을 만들고 외부세계의 상황을 예측하고 있다. 그러니 뇌는 심장과 신장의 생리작용이 원활한가 아닌가에 절대적으로 의지하고 있다고 볼 수 있다.

심장의 혈액도 신장의 물 조절을 받으니 결국 뇌는 수(水)의 엑기스이자 정미로운 물질인 '정(精)'이 얼마나 충만하게 잘 간직되어 있느냐에 달려 있다. 잘 간직된 정은 뇌를 맑고 기민하게 만들어 수(水)의 정기(精氣)를 바탕으로 신장의 정신작용인 '지(志)'를 간직하게 한다.

'지(志)'는 '단단히 마음속에 새긴 뜻을 바꾸지 않는 것'이다. 사람에게 항상 일어나는 외부세계와 만남 그리고 정보의 받아들임 속에서 몸과 마음에는 욕구나 충동이 일어난다. 정이 잘 간직되어 있으면 매 순간 욕구와 충동에 따라 양기를 펼쳐내는 것이 아니라, 자신이 처한 상황과 변화에 맞춰 절제하기도 하고 또 이리저리 다양한 변수를 궁리하여 자신 나름의 하나의 방향성으로 펼치기도 한다. 자신 안의 경험과 축적된 정보와 지성에 기반하여 나름의 예측을 하고 상황의 변화를 봐서 자신의 예측을 실현한다. 이러한 정신작용, 일관성 있고 확고한 의지를 상황 속에서 유연하게 펼쳐내는 것이 바로 '지(志)'이다.

이러한 지(志)의 작용에는 반드시 지혜가 들어 있다. 지혜란 매 순간 변화를 읽어내는 힘이다. 세계도 변하고 자신도 변하는 그 변화 속에서 자신 안의 생명의 본질에 기반하여 변화예측을 하고 그것들을 타이밍 맞게 펼쳐내는 정신작용이 '지(志)'이며 지혜(知)'이다.

헌데 변화를 읽지 못하고 변화를 예측하지 못하게 되면 '지(志)'는 고집하는 정신으로 작용한다. 음에너지는 충분히 응축된 후 반드시 외부세계와 섞이는 기운으로 펼쳐져야 새로운 정보를 받아들이는 생생한 생명이 된다. 이렇게 음에너지가 양기로 상호보완되지 않으면, 음자체는 지속적으로 응축되려고만 한다. 응축된 음기는 무거워지고 껍데기를 더욱 단단히 하여 고립 속으로 자신을 이끈다. 자신을 고집하려는 정신작용만 하는 지(志)를 쓰게 되는 것이다. 이런 순간에 신장의 감정이 시작된다.

　공포와 두려움 그리고 불안이 신장의 감정이다. 변화를 읽을 신정이 부족하거나 자신을 고집하는데 에너지를 너무 쓰는 상황이 지속되는 경우들이 있다. 이때 신장은 지혜의 정신작용이 아니라 두려움과 불안의 감정작용을 한다. 신장의 구조에서 신장의 위쪽에는 부신이라는 기관이 달려 있다. 이 부신에서 사람이 무언가를 하고자 하는 의욕을 낼 때 코티솔이라는 호르몬이 나와서 뇌에 전달하여 의욕을 만든다.

　헌데 코티솔은 불안과 두려울 때에는 더 많은 양이 방출된다. 불안과 두려움은 사람이 미래의 무엇을 위해 대비를 해야 한다는 마음으로 연결된다. 불안과 두려움에 대비하려는 마음은 끊임없이 코티솔을 더욱 많이 분출하게 한다. 그러다 긴장상태가 갑자기 올라가면 여기에 아드레날린까지 분출된다. 심장이 뛰고 눈은 크게 확장되고 곧 도망칠 태세를 갖추는 것이다. 하지만 현실에선 두려움과 불안을 만드는 외부사물이 없다. 단지 두려움과 불안을 불러일으키는 자신 안의 경험과 기억이 지속적으로 뇌 안에서 맴맴 돌면서 코티솔과 아드레날린을 분비시킬 뿐이다.

　생각만으로도 사람은 부신에 호르몬을 만들게 하여 벌어지지도 않을 일을 예상하고 대비하도록 몸을 바꾼다. 이것이 신장의 감정인 불안과 두려움이다. 부신이 대비를 위한 호르몬을 지속적으로 만들면 신정(腎精)은 정말 많이 소비된다. 몸 전체를 긴장하고 벌어질 일을 대비시키는 일에는 많은 에너지가 필요하다. 실재 현실에서는 어떤 사물과 사건과 상황이 없는데도 사람은 불안과 두려움으로 몸을 자꾸 긴장시키고 대비시킨다. 스스로 자신을 더 깊은 불안 속으로 밀어 넣는다. 이런 순간에 신장의 정이 잘 간직되어 있다면 정신작용인 지혜가 발휘되도록 하는 환경으로 자신을 이동시킬 수 있다. 용기를 내어 자신이 스스로 만들어내는 거짓 공포에서 벗어나기 위한 행동을 시작한다.

신장의 정신작용은 지혜로서 사람을 이끌지 않으면, 있지도 않은 불안 속으로 사람을 자주 데려간다. 그리고 마음이 힘들고 마음을 바꾸기가 너무 어렵다고 말한다. 현대를 사는 우리들은 대체로 크든 작든 불안과 함께 산다. 하지만 모두가 불안 속에서 많은 신정을 소모하지는 않는다. 각자 저장한 자신의 신장의 정에 기반하여, 자신의 불안의 실체를 대면하는 순간들이 찾아온다. 『동의보감』은 묻는다. 자신의 일상을 살면서 변화 속에서 스스의 변화를 만들어 가는 것이 아니라, 자신의 욕망에 끌려다니거나 혹은 변화를 거부하느라고 신장의 정을 소비하고 있지는 않은지 말이다.

신장의 정이 맑은 사람은 마음이 청정할 가능성이 높다. 신장의 정은 오장육부가 생리작용을 한 후 마지막으로 재흡수된 정까지 간직한 것이기에, 이 정이 맑다는 것은 변화의 흐름 속에서 일상을 살았다는 뜻이 된다. 이때 사람은 그 품은 뜻이 한가롭다. 한가로우니 때가 되기를 기다릴 수 있다. 조급함으로 타이밍에 맞지 않게 일을 시도하여 마음을 스스로 괴롭게 하지 않는다. 뜻이 한가로운 사람은 생겨난 욕심을 조절할 수 있다. 욕심은 당연히 생겨나는 것이며, 그 욕심이 다 채워진다고 해도 또다시 더한 욕심이 생겨나는 것이 바로 사람의 일이다. 신장의 정신작용인 지혜가 자신 안에서 발휘되면 이런 자신의 욕심과 욕망을 스스로 알아챈다. 스스로 알면 두렵거나 불안해하지 않는다.

욕심과 불안은 외부세계와 변화와 사건의 발생으로 언제든지 생겨난다. 생겨나는 것이 문제가 아니라 생겨난 후 어떻게 살아갈 것인가가 문제이다. 생겨날 때는 기운의 배치 속에서 우연히 생겨난다. 하지만 생겨난 후에는 필연적으로 자신의 삶에 간섭해 들어올 뿐만 아니라 일상의 변화까지 요구한다. 사건과 관계는 일상의 변화가 시작되어야 한다는 변화의 조짐임을 신장의 정신작용인 지와 지혜는 스스로 알게 한다. 변화의 방향도 모르고 변화되어야 하는지도 모르면서 어둠 속에서 더듬거리는 사람은 불안 속에서 정을 소모할 수밖에 없다. 그러니 신장의 정을 도탑게 하는 일부터 시작해야 한다. 신장의 정은 음의 시간을 어떻게 보낼 것인가가 결정한다. 한 해의 음의 시간과 하루 중 음의 시간은 사람들에게 수시로 다가온다. 기회가 사방에 널려 있다는 뜻이다. 그 의미를 아는 자에게는 말이다.

1. 불안을 지혜로 바꾸기 위한 동의보감 요가 자세

1) 정을 저장하고 지혜를 만드는 동의보감 요가 자세

◆ 이원행공 〈동의보감 요가 자세 1〉 참조

이원행공을 한다. 앉아서 하거나, 서서 하거나, 폼롤러 위에 누워서 한다.

◆ 도화행공 〈동의보감 요가 자세 1〉 참조

누워서 땅콩볼을 방광경락에 두고 도화행공을 한다. 땅콩볼을 천천히 방광경을 따라 아래로 내리면서 도화행공을 이어간다.

◆ 누워서 한쪽 다리 늘리기 준비물: 요가링

① 누워서 한 다리는 90도로 천정을 향해 들고, 다른 한 다리는 무릎을 접어서 발바닥을 바닥에 댄다.

② 손으로 천장을 향한 발을 잡거나, 두 손으로 발이 잡히지 않는 경우 요

가링을 걸어서 두 손으로 발을 잡는다.

❸ 숨을 마시고 내쉬면서 허리와 엉덩이의 3분의 1을 바닥으로 붙이면서 무릎을 완전히 편다. 엉덩이가 많이 뜨지 않도록 주의한다.

❹ 숨을 마시고 내쉬면서 위에 올린 다리를 몸 쪽으로 서서히 당긴다. 이어 발가락 다섯 개를 몸 쪽으로 당긴다. 이 상태에서 호흡을 3~4회 한다.

❺ 다시 숨을 마시고 내쉬면서 위에 올려서 앞으로 당긴 다리를 앞으로 조금 당기면서 몸을 가로질러 옆으로 조금 내린다. 이때 머리는 발과 다른 방향으로 내린다. 호흡을 3~4회 한다.(동작을 유지하면서 천천히 호흡할 때 몸의 변화가 일어난다.)

❻ 반대 다리를 시행한다.

〈누워서 한쪽 다리 늘리기〉 동작 예시

※ 손으로 발을 잡는 것이 어려운 경우 요가링을 발바닥에 걸어서 자세를 한다.

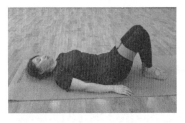 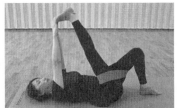

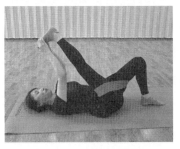 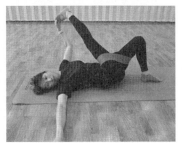

◆ 나비 자세

① 앉아서 두 발바닥을 마주 붙이고 두 무릎은 바닥으로 내린다.

② 두 손으로 발가락을 잡고 어른 쪽 어깨를 발바닥 쪽을 향해서 내린다. 호흡을 3~4회 한다. 반대쪽도 시행한다.

③ 두 발을 회음에서 30cm정도 떨어지게 위치한 후 천골을 펴면서 등을 구부리지 말고 천천히 바닥 쪽으로 몸을 내린다. 자세를 유지하고 호흡을 3~4회 한다. 아래 사진은 3번부터의 동작이다.

④ 올라와서 두 발을 회음 쪽으로 당긴 후 다시 천골을 앞으로 주욱 밀면서 등을 평평하게 해서 천천히 몸을 한번 더 내린다. 어깨의 긴장을 풀고 호흡을 4~5회 한다. 동작들을 시행하면서 신장경락과 방광경락을 생각하면서 동작을 시행한다.

〈나비 자세〉 동작 예시

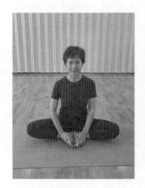 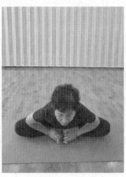 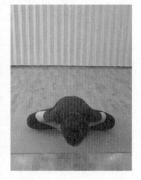

간단한 족소음신경 탐구

족소음신경은 발바닥의 용천혈에서 시작되어 다리 안쪽을 타고 올라온 후 몸통을 지나 쇄골 아래 수부혈에서 끝난다. 신장의 기능을 좋게 하는 동작 중 걷기가 추천하는 이유가 바로 이 신장경락의 흐름에 있다. 신장의 기능을 좋게 한다는 것은 정을 맑고 밀도 있게 저장한다는 뜻이니, 걷기가 몸의 정상태를 맑고 밀도 있게 만들어 줄 수 있다. 걷기를 통해서 신장이 불안이라는 감정으로 가득 차 있을 때, 그 불안으로부터 자신을 구할 수 있다.

발바닥의 용천혈을 걸을 때마다 땅과 잘 만나게 하면서 걸으면 몸 안의 수분이 맑아진다. 또한 신장경락의 혈자리들을 보면 뒤꿈치를 한 바퀴를 돌고 있다. 그러니 걷기를 할 때, 뒤꿈치가 닿는 순간 엄지발가락을 조금 많이 들어서 뒤꿈치가 충분히 움직여지도록 걷기를 하면 역시나 몸의 물이 맑아진다.

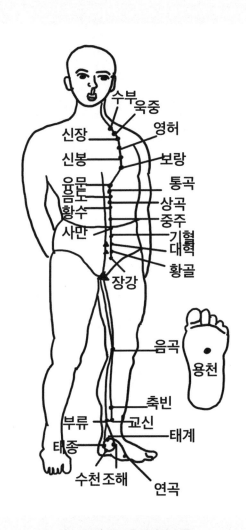

수부
욱중
영허
신장
보랑
신봉
통곡
욱문
상곡
음도
중주
황수
기혈
사만
대혁
황골
장강

음곡
용천

축빈
부류
교신
태계
태종
수천 조해
연곡

〈그림 28〉 족소음신경의 흐름

간단한 족태양방광경 탐구

족태양방광경은 눈 안쪽의 정명혈에서 시작되어 이마로 올라가서 뒤통수를 따라 내려간 후 등 전체를 따라 내려간다. 그 후 다리 뒤쪽을 따라 내려가서 새끼발가락의 지음혈에서 끝이 난다. 가장 많은 혈자리가 있는 경락이고, 등 뒤를 방광 1선과 방광 2선이 내려가면서 오장육부의 기능을 도와주는 경락이다.

등이 부드러워야 방광경락이 순환을 잘한다. 등이 굽고 딱딱해지면 방광경락이 잘 순환되지 못하여 오장육부의 기능이 다 저하된다. 하여 매일 등이 부드럽게 되는 동작들을 시행하는 것이 좋다. 〈동의보감 실전 요가 1~6〉 참조

특하나 종아리 근육이 딱딱해지면 등에서 종아리로 이어지는 방광경락이 다 잘 순환되지 못하니, 종아리를 항상 부드럽고 힘 있는 근육으로 만들어야 한다. 역시나 걷기가 방광경락에는 매우 좋은 운동이다.

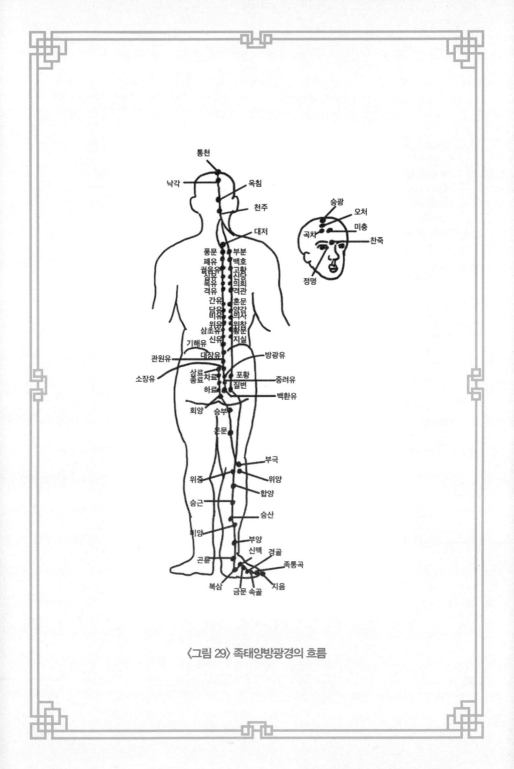

〈그림 29〉 족태양방광경의 흐름

참고문헌

『동의보감』 허준 지음, 법인문화사
『기초한의학』 배병철 편찬, 성보사
『한권으로 읽는 동의보감』 김남일 · 신동원 · 여인석 지음, 들녘
『음양이 뭐지?』 어윤형 · 전창선 지음, 와이갤리
『오행은 뭘까?』 어윤형 · 전창선 지음, 와이갤리
『인체기행』 권오길 지음, 지성사
『동적평형』 후쿠오카 신이치 지음, 은행나무
『나누고 쪼개도 알 수 없는 세상』 후쿠오카 신이치 지음, 은행나무
『과학으로 생각하기』 임두원 지음, 포레스트북스
『탄소 교향곡』 로버트 M 헤이즌 지음, 뿌리와 이파리
『스트레스』 로버트 M 세폴스키 지음, 사이언스북스
『감정은 어떻게 만들어지는가?』 리사 펠드먼 배럿 지음, 생각연구소
『이토록 뜻밖의 뇌과학』 리사 펠드먼 배럿 지음, 더퀘스트
『뇌 속의 신체지도』 샌드라 블레이크슬리 · 매슈 블레이크슬리 지음, 이다미디어
『내 안의 바다, 콩팥』 호모 W 스미스지음 · 김홍표 옮김, 뿌리와 이파리
『호흡의 기술』 제임스 네스터 지음 · 승영조 옮김, 북트리거
『내 안의 물고기』 닐 슈빈 지음 · 김영남 옮김, 김영사
『더 커넥션』 에머런 메이어 지음 · 김보은 옮김, 브레인월드
『비주얼 핵심 해부생리학』 프레드릭 마티니 지음 · 김옥용 옮김, 바이오사이언스
『우리 침뜸 이야기』 정진명 지음, 학민사
『우리 침뜸의 원리와 응용』 정진명 지음, 학민사

1) 12경맥은 기본 경맥이며 다른 경맥들과 구분하기 위하여 12정경이라고 한다. 인체 경맥의 일종이며 체내의 기혈이 운행되는 주요 통로이다. 순환하는 경로는 수태음폐경(手太陰肺經)·수양명대장경(手陽明大腸經)·족양명위경(足陽明胃經)·족태음비경(足太陰脾經)·수소음심경(手少陰心經)·수태양소장경(手太陽小腸經)·족태양방광경(足太陽膀胱經)·족소음신경(足少陰腎經)·수궐음심포경(手厥陰心包經)·수소양삼초경(手少陽三焦經)·족소양담경(足少陽膽經)·족궐음간경(足厥陰肝經)이라 하고 일정한 순행 방향이 있다.

2) 사람의 몸. 지(地)·수(水)·화(火)·풍(風)의 네 가지로 성립(成立)되었다 하여 이름.

3) 인(仁), 의(義), 예(禮), 지(智), 신(信)

4) p199, 『동의보감』, 허준 지음, 법인출판사

5) 形자는 '모양'이나 '형상'을 뜻하는 글자이다.

6) 質자는 '품질'이나 '본질', '저당물'이라는 뜻을 가진 글자이다. 質자는 본래 '저당물'을 뜻했던 글자였다. 돈을 빌려주는 사람은 담보로 맡는 저당물의 가치를 확인해야 했다. 그래서 質자는 '저당물'이라는 뜻으로 쓰이다가 후에 '본질'이나 '품질'을 뜻하게 되었다.

7) 숙병(宿病), 오래된 병

8) 앓다, 피로해지다(疲勞——), 지치다, 병(病), 질병(疾病)

9) 病자는 '질병'이나 '근심', '앓다'라는 뜻을 가진 글자이다. 병에 걸려 힘들어하는 사람을 표현한 것이다. 病자는 비교적 심각한 병이라는 뜻으로 쓰이게 되었고 疾은 비교적 가벼운 병으로 구분하고 있다.

10) p200, 허준 지음, 『동의보감』, 법인출판사

11) '痼', 숙병 아. 일반적으로 병세가 깊어져서 좀처럼 치료하기 어려운 病을 말한다.

12) '瘵', 앓을 채. 피로하여 앓는 것을 말한다.

13) p54, 이일하 지음, 『이일하 교수의 생물학 산책』, 궁리출판사

14) 밀도 차이나 농도 차이에 의해 물질을 이루고 있는 입자들이 농도(밀도)가 높은 쪽에서 농도(밀도)가 낮은 쪽으로 액체나 기체 속으로 분자가 퍼져 나가는 현상을 말한다.

15) p45, 임두원 지음, 『과학으로 생각하기』, 포레스트북스

16) p54, 임두원 지음, 『과학으로 생각하기』, 포레스트북스

17) p54, 임두원 지음, 『과학으로 생각하기』, 포레스트북스

18) 후쿠오카 신이치(福岡伸一, 1959~)는 문학적인 감성과 철학적 메시지로 대중과 과학을 연결시키는 과학자이다. 도쿄에서 태어나 교토대학을 졸업했다. 미국 록펠러대학 및 하버드대학 의학부 박사연구원, 교토대학 조교수를 거쳐 현재는 아오야마가쿠인대학 이공학부 생명과학과 교수로 재직하고 있다. 전공은 분자생물학이다. 전공분야의 논문 발표와 더불어, 일반 독자를 대상으로 책을 쓰고, 번역도 하고 있다.

19) p190, 후쿠오카 신이치 지음, 『동적평형』, 은행나무

20) 독일의 생화학자 로버트 쇤하이머는 1898~1941년 43세 사망. 1922년 24세 독일 베를린에서 의학 박사. 외과 의사. 일본이 제2차 세계대전에 막 돌입하려던 무렵, 유태인 과학자인 쇤하이머는 나치 독일로부터 도망쳐 미국으로 망명. 뉴욕 컬럼비아 대학에서 연구.

21) 원자번호는 같지만 질량수가 다른 원소를 말한다. 아이소토프 또는 동위체(同位體)라고도 한다. 화학원소는 서로 화학적으로 거의 구별할 수가 없으나 그것을 구성하고 있는 원자의 질량이 서로 다른 것을 동위원소라고 한다. 동위원소란 핵(nucleus)을 이루는 중성자(neutron)의 수는 다르지만 양성자(proton)의 수는 같아서 원자번호가 같고 화학적 성질도 같은 원소를 부르는 말이다.

22) ① 피부·근육·장부의 무늬와 피부나 근육 조직 간극(間隙)의 결합 조직을 말한다. 주리는 몸 안의 수분

을 배설하고 기혈을 통하게 하며 외사(外邪)의 침범을 방어하는 기능을 한다고 했다. ② 땀구멍과 피부라는 뜻
으로도 쓰인다.

23) 몸에 있는 9개의 구멍. 귀(2)·눈(2)·코(2)·입과 전음(前陰)·후음(後陰)을 말한다.

24) p15, 어윤형·전창선 지음, 『오행은 뭘까?』, 와이겔리 출판사

25) 진토(辰土)는 지구가 봄의 위치에서 여름으로 넘어가는 환절기를 가리키는 에너지이다.

26) 미토(未土)는 여름에서 가을로의 환절기 에너지를 가리키는 이름이다.

27) 술토(戌土)는 가을에서 겨울로의 환절기 에너지 이름이다.

28) 축토(丑土)는 겨울에서 봄으로의 에너지 전환기의 이름이다.

29) 생명 지방산과 글리세롤이 결합한 유기 화합물. 상온에서 고체의 형태이며, 생물체에 함유되어 있다. 동
물에서는 피부밑·근육·간 따위에 저장되며, 에너지원으로 쓰인다.

30) 인지질은 지질의 일종으로서 세포막의 지질 이중층을 구성하는 막 지질에 다량 분포하여 우리 몸에서 가
장 흔하게 볼 수 있는 막지질 성분이다. 친수성의 머리 그룹과 두 개의 지방산으로 구성된 소수성의 꼬리 그룹
으로 구성되어 있다.

31) p230, 허준 지음, 『동의보감』, 법인문화사

32) 학문(學問)이나 기술(技術)을 닦는 일.

33) 희(喜,기뻐하는 것)·노(怒,성내는 것)·우(憂,우울해하는 것)·사(思,근심하는 것)·비(悲,슬퍼하는 것)·
경(驚,놀라는 것)·공(恐,겁내는 것) 등 7가지의 정서 상태를 말한다. 칠정이 지나치면 장부 기혈에 영향을 주어
서 병을 일으킬 수 있다. 내장 장기에 먼저 병이 생겨서 정서 활동에 영향을 주는 경우도 있다.

34) 교감신경계는 몸을 많이 움직이거나, 공포와 같은 상황에 처해 스트레스가 많아지면 활발해진다. 교감신
경계의 활성화로 인해 스트레스에 대처하는 데 필요한 반응과 에너지 공급이 나타나게 되며 그에 따라 혈압과
심장박동수가 높아지고 동공이 확대되고 소름이 돋는다. 이러한 교감신경계의 작용에 반해서, 편안한 상태가
되면 부교감신경계가 활성화된다. 부교감신경계가 활성화되면 심장박동수와 혈압이 낮아지고 소화기관에 혈
액이 많이 돌아가서 소화효소분비가 활발해져서, 에너지를 확보하는 방향으로 온몸이 작동하게 된다.

35) p251, 허준 지음, 『동의보감』, 법인문화사

36) p245, 허준 지음, 『동의보감』, 법인문화사

37) 생물(生物)의 몸이나 그 조직(組織)의 일부(一部)가 형상(形狀)이나 기능(機能)을 바꾸어 달리 되는 일.

38) p230, 허준 지음, 『동의보감』, 법인문화사

39) 혈맥 속으로 순환하면서 혈을 생기게 하고 온 몸을 자양하는 물질을 말한다.

40) 수곡의 정미로운 곡기에서 생기고 혈맥 밖으로 순환하면서 분육(分肉, 살과 근육)을 따뜻하게 하고 피부
를 튼튼하게 하며 주리(땀구멍과 땀구멍을 조절하는 기능)를 자양하고 땀구멍을 여닫는 기능으로 외부 환경에
잘 적응하게 하면서 외사(外邪)의 침입을 방어하는 기능을 한다.

41) 분육(分肉) : 여기서는 肌肉(근육)을 가리킴

42) p245, 허준 지음, 『동의보감』, 법인문화사

43) 생물체의 생물학적 기능과 작용 또는 그 원리. 생활하는 습성이나 본능.

44) 병이 원인에 의해 발생하고 진행되는 과정

45) p252, 허준 지음, 『동의보감』, 법인문화사

46) p616, 배병철 편찬, 『기초한의학』, 성보사

47) p269, 허준 지음, 『동의보감』, 법인문화사

48) 삼단전(三丹田)의 하나. 도가(道家)에서 배꼽 아래를 이르는 말이다. 구체적(具體的)으로 배꼽 아래 한 치
다섯 푼 되는 곳으로 여기에 힘을 주면 건강(健康)과 용기(勇氣)를 얻는다고 한다. 도가(道家)에서 말하는 상
(上), 중(中), 하(下)의 세 단전(丹田). 상단전(上丹田)은 뇌(腦)를, 중단전(中丹田)은 심장(心臟)을, 하단전(下丹田)
은 배꼽 아래를 이른다.

49) 신수(腎水)는 위로 올라가고 심화(心火 · 心陽)는 아래로 내려간다는 말. 옛 의학서에는 수승화강이 잘되어야 음양 균형이 이루어지고 몸의 생리적 기능이 정상적으로 유지된다고 했다.

50) 활발(活潑)하고 생생한 기운(氣運). 만물(萬物)을 발육(發育) · 생장(生長)하게 하는 힘.

51) 양기(陽氣)는 목기(木氣)와 화기(火氣)가 있는데, 그중 목기의 성질은 곡직(曲直)과 승발(升發)이다.

52) 삼양(三陽)의 하나. 양기(陽氣)가 적은 것을 말한다. 음(陰) 안에 있던 양(陽)이 비로소 표출하는 단계를 말함.

53) 생물이 섭취한 영양물질을 몸 안에서 분해 · 합성 · 저장하여 몸을 구성하거나 에너지를 만들며, 필요 없는 물질을 몸 밖으로 내보내는 것을 물질대사라고 한다.

54) p178, 『인체기생』, 권오길 지음, 지성사

55) p396, 『동의보감』, 허준 지음, 법인문화사

56) p159, 배병철 편찬, 『기초한의학』, 성보사

57) p160, 배병철 편찬, 『기초한의학』, 성보사

58) p394, 허준 지음, 『동의보감』, 법인문화사

59) 기(氣)가 몸 안에서 순환하면서 물질을 발생시키고 변화시키는 기능. 장부와 기관들의 생리적 활동을 말한다.

60) 정신 의식 활동을 신(神) · 혼(魂) · 백(魄) · 의(意) · 지(志) 등 5가지로 분별해서 표현한 말이다. 오신 가운데에서 신은 심(心)에, 혼은 간(肝)에, 백은 폐(肺)에, 의는 비(脾)에, 지는 신(腎)에 간직되어 있다고 보았다.

61) 이 세상에서 우리가 매 순간 보고 듣고 냄새 맡고 맛보고 몸에서 느끼는 것은 '순전히 머릿속에서 만들어진' 것이다. 예측을 통해 뇌는 당신이 적절한 행위를 할 수 있도록 효율적으로 준비시킨다.(p114, 『이토록 뜻밖의 뇌과학』, 리사베넷 지음, 더퀘스트)

62) 간화(肝火)가 성할 때 나타나는 병리적 현상을 말한다. 간(肝)은 승발(升發) 기능을 하기 때문에 간화가 성해지면 그것이 불길처럼 위로 떠올라서 머리가 어지럽고 얼굴이 붉어지며 눈이 충혈되고 입이 쓰며 마음이 조급해지고 잘 노하며 심하면 토혈을 하고 정신없이 날뛰는 증상이 나타날 수 있다.

63) 가슴이 두근거리면서 불안해하는 증. 칠정으로 생기면 잘 놀라고 겁이 많으며 잠을 깊이 들지 못하고 꿈이 많으며 식욕이 부진하다.

64) 얼굴에 있는 7개의 구멍. 귀(2) · 눈(2) · 코(2) · 입(1)

65) 서양식으로는 큰곰자리의 발바닥, 동양식으로는 북두칠성의 국자 부분 아래쪽에 위치한 별 세 쌍. 즉 세 개가 아니라 여섯 개 별로 이루어진 동양 별자리다. 3원 28수에서 3원 중 태미원에 속하고, 동양 천문학에서는 만물을 주관하는 신하들의 별로 동양 천문학에서 중요한 역할을 하던 별자리이다.

66) 소장이 위의 음식물을 십이지장을 통해서 받아들여서 몸 안으로 흡수시키는 과정에서 맑은 정과 탁한 정을 구분하는 기능.

67) 십이경맥과 삼백육십오락맥의 혈기는 모두 얼굴에 이어지고 칠규로 향한다고 하여 얼굴 부위에 혈맥이 유난히 풍부함을 설명하였다. 또한 얼굴의 색 · 광채 변화는 기혈의 운행상태를 반영한다. 심주혈맥의 생리기능이 정상이면 안색이 홍조를 띠고 광택이 있지만, 심의 기혈이 부족하면 안색이 창백하고 광택이 없으며 혈을 잃으면 얼굴빛이 창백해지고 광택이 없어진다고 한 것과 같다.

68) p128, 『기초한의학』, 배병철 편찬, 성보사

69) 몸 안의 진액이 일정한 부위에 몰려서 걸쭉하고 탁하게 된 것을 말한다. 담은 일련의 질병 때 병적으로 생기며, 또한 생긴 담은 병을 일으키는 요인으로도 된다.

70) 세상 만물을 구성하는 땅, 물, 불, 바람의 네 가지 요소.

71) p202, 허준 지음, 『동의보감』, 법인문화사

72) 탄소는 대기 중에서는 기체상태인 이산화탄소(CO_2)로 존재하고 암석권에서는 탄산염, 그리고 물속에서는 탄산이온의 형태로 존재한다. 생물체의 몸을 이루는 중요 구성 원소로 자연계에서 각종 경로를 통해 순환을 하

고 있는 매우 중요한 원소이다. 탄소는 수소, 산소 또는 질소 등과 안정적으로 쉽게 공유결합하여 생명체의 몸 (형태)을 만든다.

73) '이자'라고도 부른다.

74) 이러한 폐의 기능을 폐주기(肺主氣)라고 부르며 폐주선발(肺主宣發)이라고도 부른다.

75) p407, 허준 지음, 『동의보감』, 법인문화사

76) p615, 『기초한의학』, 배병철 편찬, 성보사

77) p155, 『기초한의학』, 배병철 편찬, 성보사

78) 쌀쌀한 가을 기운. 가을 기운이 초목(草木)을 말라 죽게 함. 쌀쌀하고 매서운 가을의 기운.

79) 폐의 기능 중 폐주기(肺主氣)에 해당한다.

80) p205, 허준 지음, 『동의보감』, 법인문화사

81) p206, 허준 지음, 『동의보감』, 법인문화사

82) p207, 허준 지음, 『동의보감』, 법인문화사

83) 감각 세포는 외부 자극에 직접 반응하여 중추 신경계로 그 신호를 전달하는 회로의 가장 처음에 활성화 되는 신경세포이다. 감각세포는 화학 물질(미각 · 후각 세포), 기계적 움직임(촉각 및 청각 세포), 온도(온각 세 포), 빛(시각 세포) 등의 자극을 감지하는 단백질 수용을 통해 자극을 전달한다.

84) p147, 기초한의학, 배병철 편찬, 성보사

85) p146, 『기초한의학』, 배병철 편찬, 성보사

86) 인문학당 상우에서는 '걷는 방법을 배우고, 걷기를 통해서 호흡을 조절하며 명상에 이르는' 걷기 강좌가 진행되고 있다.

87) 생명의 문. 또는, 생명의 근본이라는 뜻. 오른쪽 신(腎)을 말한다. 옛 의학서에는 오른쪽 신(腎)을 명문이라 하며 명문지화(命門之火)를 상화(相火)라 하였다. 남자는 명문에 정(精)을 간직하고 여자는 명문에 자궁이 연관 되어 있다고 했다.